奇正纵横明经络

丁宇 方芳 李焱 编著

山西出版传媒集团 山西科学技术出版社

图书在版编目（CIP）数据

奇正纵横明经络 / 丁宇，方芳，李焱编著 . — 太原：山西科学技术出版社，2019.5

ISBN 978-7-5377-5913-7

Ⅰ.①奇… Ⅱ.①丁…②方…③李… Ⅲ.①经络－基本知识 Ⅳ.① R224.1

中国版本图书馆 CIP 数据核字（2019）第 071433 号

奇正纵横明经络
QIZHENG ZONGHENG MING JINGLUO

出 版 人：赵建伟
编 著：丁 宇 方 芳 李 焱
策 划：宋 伟
责 任 编 辑：翟 昕
封 面 设 计：薛丹阳

出 版 发 行：山西出版传媒集团·山西科学技术出版社
地址：太原市建设南路 21 号 邮编：030012
编辑部电话：0351-4922078
发 行 电 话：0351-4922121
经 销：各地新华书店
印 刷：山西人民印刷有限责任公司
邮 箱：shanxikeji@qq.com
网 址：www.sxkxjscbs.com
微 信：sxkjcbs

开 本：720mm × 1010mm 1/16 印张：12.5
字 数：228 千字
版 次：2019 年 5 月第 1 版 2019 年 5 月太原第 1 次印刷

书 号：978-7-5377-5913-7
定 价：39.00 元

本社常年法律顾问：王葆柯
如发现印、装质量问题，影响阅读，请与发行部联系调换。

前 言

经常有人问：经络很玄吧？我总是回答：其实不玄，经络的作用真实立现。只要告诉你经络穴位在哪里，你自己天天按揉，都会有很好的效果。

经常有人问：针灸很可怕吧？我总是回答：其实不然，针灸最安全。比中西药都安全多了；绝大多数穴位只要把针扎进去，就会有效果，你可以不管寒热虚实，经络自然会帮你向好的趋势调整。

还会有人问：学针灸很难吗？我总是回答：说难不难，针灸在国外最吃香的时候，好多中国人准备移民前，都去学一个月针灸，就敢出去开诊所；说不难也难，我这个干了20多年针灸的临床医生，还是觉得自己仍有很多需要提高的地方，还在不断地学习。

针灸易学难精！

作为一个针灸医师，我可能需要一辈子去摸索进步，作为一个中医爱好者，你可能只要一分钟就能学会一种保健方法。

本书和之前的《阴阳五行汇中医》《四气五味尝百草》虽然一脉相承，却也有些不一样。既想要给初学者一个言语活泼的科普介绍，希望他们能够爱上经络和穴位，能够按图索骥，进行自我保健，同时也想要通过这本书给针灸同道分享一些我对穴位经络的理解。本书的"体会"部分，不是按照正统教材单纯地介绍，而是我20多年临床经验的小结，希望能够给针灸医师们一个借鉴。

其实写完上一本书《四气五味尝百草》，有些疲倦的感觉，花了我很多心力和时间，却让我不很满意。其实中药、经络、方剂说起来都是比较琐碎和枯燥的，初学时都是死记硬背，想要系统地学习都没有什么美好可言，教材也是乏味得很。只是当你用它时，才觉得神奇就在你的手下呈现。

书其实写得很快，总论部分写不出花来，都是基础知识，分论部分各个穴位我只挑了我最常用的穴位来写，本意就是不要人云亦云，有体会有心得才把它说出来。所以基本都是有感而发，写起来思如泉涌。不过不好之处就是有的穴位体会深刻时，一页纸也写不完，最后忍痛不言，有的穴位体会不是很深，往往只有寥寥数语。或许，过个几年，我还需要重新修订此书，将我更多感悟留存于此。

本书的总论部分经络系统组成和穴位部分及分论部分的各经络循行由黑龙江中医药大学方芳主笔，全文由北京房山区中医院李焱修订，我主要写了分论部分各个穴位的感悟。书中的穴位定位和作用参考最新版的教材和国家标准《GBT-12346-2006- 腧穴名称与定位》。这样既把正统的所言所语放置在前，供初学者学习，也把自己的经验呈现于后，供大家参考借鉴。

编者：丁宇

2018 年春于解放军总医院

目 录

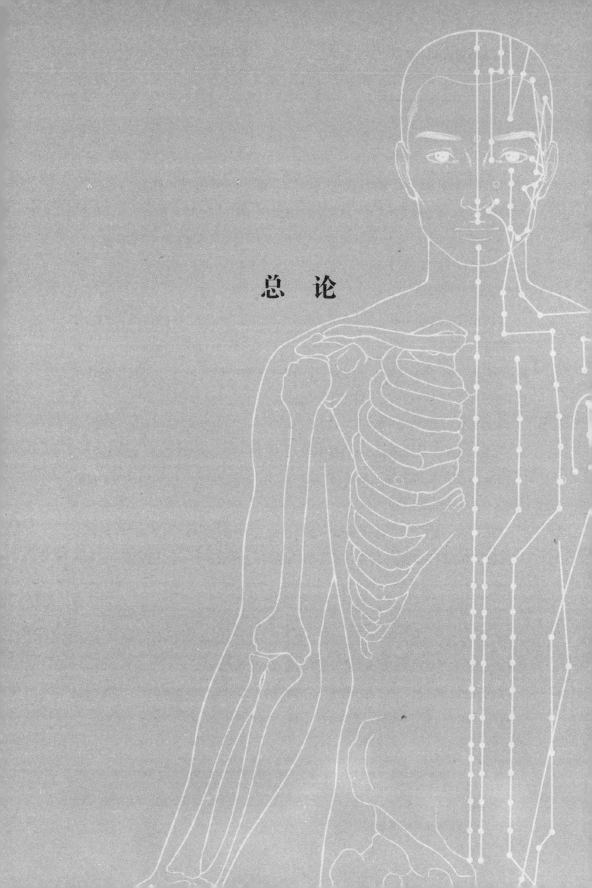

总　论

一、我与经络的情缘

我们那个时代的少年，都有一个"武侠梦"，不像现在的孩子，可能更喜欢魔幻、仙侠。那时没有游戏，没有网络，课余时间最爱的就是武侠小说。

记得最早看武侠小说，主要还是梁羽生写的，像《云海玉弓缘》啦，《白发魔女传》《七剑下天山》《萍踪侠影》等，书中写的点穴让我非常神往，能不能我也学会穴位，一点，别人就动不了了呢？

后来更喜欢金庸的小说，金大侠的小说每一本都看过好几遍，有的甚至是几十遍。最喜欢的是《神雕侠侣》，大学的时候，攒了好几个月的生活费，趁着五一书市降价，买了一套，用报纸包上书皮，用毛笔写上"问世间情为何物，只教生死相许……"。不过我喜欢的武功却是段誉的"六脉神剑"，从那里我才知道原来人的手上有六条经络。

要说什么时候开始练气功的，我也不太清楚了，反正初中时我已经开始练了，都是看着书和杂志瞎练的，对着比画。所以最痛苦的事莫过于书上描述得不清晰，经络怎么走、气怎么运行、穴位在哪里都无法清楚地理解。一直想找一幅经络挂图，但是在我们小县城里，当时这个愿望一直难以实现。

初三时候，我生了场大病——上消化道大出血，当时学校老师抬着担架把我送到了县人民医院，在急诊科里换了三个护士都没有将输液针扎进我的血管，估计是因为出血太多，血管瘪了不好扎。出院后，我的上腹部还一直隐隐作痛，吃了好多药就是不管用。家里人也就不关注我的学习，就关注我的身体。于是，我更加投入地练气功。我最喜欢的一本气功书是当时读浙江师范大学中文系的姐姐给我买的，是各名家的气功集锦，里面有一段是后来成为我师伯的吴式太极拳研究会会长王培生老先生练的功法。

终于在我上高二时，通过练小周天，把胃病治好了。我也想继续练下去，可是后来在过下丹田的时候出现很多问题，因为没有老师教，我自己也解决不了，不敢继续下去，最终就放弃了。

从此我的心里就埋下了一颗种子，想着有机会一定要学会经络穴位。填写高考志愿时，对于我报考中医学院，家里人没有反对，但是希望我报中药系，能够研究一下祖传的草药，但是我却坚持报考了针灸推拿系，就为了那个从小没有实现的梦。

等上了大学，学佛学儒，学拳学医，终究发现少年的梦确实只能是梦，经络穴位其真实不虚，却并无我等梦想的那么玄妙。少年的"武侠梦"也演变成青年的"大医梦"，等到了大四、大五进入临床，发现社会上占主流的是西医，哪怕在中医院里，经络和穴位也远远不如西药和输液更加常用。迷茫和彷徨让我无所适从，毕竟我想做的是一个好大夫，而不仅仅是一个好的中医大夫。

但是最终我还是坚持下来了。大学同班同学 30 多人，真正还从事针灸的已经屈指可数了。现在干了 20 多年的针灸临床，我对经络和穴位就像我的手一样熟悉。要问现在我对针灸经络的看法，那还是最初的那样，经络真实不虚，其在某些方面的效果是其他疗法不可替代的。

也就因为这个，我才在踟蹰中坚持下来，不断探索、不断学习、不断升华自己。越学越知道自己的不足，越学越感到经络穴位的深奥，有时候看看自己十年前写的文章和观点，觉得自己当时的认识太肤浅了。于是现在的我养成一个好习惯，无论别人说得多离奇，都不会轻易地否定，因为我确实有很多未知的领域。

"毋意，毋必，毋固，毋我"，对于学术，一定要保持这样的态度。

我已年近半百，尚有很多未知。有一次跟一个好友说，学医 25 年了，我达到了现在这个水平，其实这 25 年里，我有很多时间浪费在很多无谓的东西上。假如我能够活到中国的平均寿命，我还有起码 25 年的寿命，在这 25 年里我专心于医，一定会成为一个我心里想要成为的医生。

经络已经纠缠了我二十多年了，以后的日子必将继续纠缠下去。让我在它的简单和神奇中终老一生。以后我将过得更加单纯，乘着经络的小舟畅游于医学的海洋中，为每一点滴的收获而心生喜悦。

经络简单而安全，针灸易学而难精，我也希望通过这本书把我对经络的粗浅认识呈现给大家，让曾经和我一样武侠梦的人延续经络的梦。

二、什么是经络——经络的前世今生

什么是经络，这大概是很多人想问的问题。经络是怎么被发现的，又是怎么被确定下来的？是穴位先被发现，还是经络先被发现？这一系列的问题其实一直困扰着我们。

1. 经络是怎么被发现的

观点一：有人认为古人先发现了有治疗作用的穴位，然后按一定的线索将穴位联系起来形成经络，并逐步完善；有人认为古人首先发现经络现象，在经络的基础上发现穴位，以后又不断充实内容，形成经络系统。按照官方教材的讲法，经络和穴位是"广大劳动人民在生产生活实际中逐渐总结摸索出来的"，按这样的说法，应该是穴位首先被发现，然后通过相近的功效被联络在一起。

观点二：另外的说法就是李时珍在《奇经八脉考》中引用宋代张伯端的话："然内景隧道，唯反观者能照察之。"意思是说，脏腑（内景）和经络（隧道），只有内视（反观）才能体察认识到。而所谓有内视能力的人，多数都是修炼之人。按照这种说法，就是经络先发现，或者是经络和穴位同时被发现。

在这里我就不去争论了，关于这些议论，历史上和现代一直存在，都有一些道理，也总是不能够很好地解释。但是，不管怎么说，经络的循行路线和穴位的具体定位没有特别大的争议。

最大最根本的争议是：经络和穴位到底是什么，真实存在吗？有解剖结构吗？它是生物机体内尚未被发现的新结构，还是已知结构的未知功能？

2. 经络的实质是什么

1960 年，朝鲜有一个名为金凤汉的科学家，宣称找到了经络，并将之命名为"凤汉管"，这个发现轰动了全球医学界，也引发了各国对经络研究的兴趣，日本随即组织了大批的科学家进行经络的研究，扬言要在十五年内解开经络之谜。作为经络发源地的中国当然也很重视，组织了大批的科学家到朝鲜，去实地学习并加紧研究。然而，接下来的几年全球科学家不断要求朝鲜公布研究成果，朝鲜却始终拿不出具体的证据，最终金凤汉由于拿不出令人信服的证据而跳楼自杀，这件事就不了了之了。

这件事使得从事经络研究的科学家们非常尴尬。尽管世界卫生组织（WHO）早在

1980 年就公开宣布针灸对 43 种病症是确定有效的，尽管美国等很多国家将针灸列入医保范围，尽管针灸诊所已经遍布世界各地——许多人还是放弃了研究经络的实质，更有偏激的人根本否定了经络的存在。在一部分百姓的认知中，经络甚至成为迷信的一部分。

记得有一年我申请国家自然科学基金，内容是关于经络伏安特性曲线的，结果如往常一样悲哀——没有通过，但是有一个专家给我打了高分，他的评审意见我至今还有印象："现在还有人执着地走在经络研究的道路上，值得鼓励。"

其实作为一个针灸临床医生，我们能真实地感受到经络的作用，在遵从经络理论的基础上，通过刺激经络和穴位，治好了各种各样的疾病。可是，我们只能是通过临床疾病的治疗效果来佐证，却无法深入地直接地探究它的实质是什么。

老百姓总觉得针灸经络没有发展，还是老祖宗留下来的那些东西。其实从 20 世纪 50 年代以来，国内外学者运用现代科学技术和方法对针灸学进行了深入的研究，虽然目前仍未获得肯定的结论，但是也取得了许多突破性进展。现代研究主要从循经感传现象、针刺作用传导途径、内脏与体表的关联、经络的形态学基础等不同角度进行了研究，积累了不少的资料和经验，为进一步深入研究并阐明经络实质打下了基础。

下面我就经络研究中最浅显易懂的部分——"循经感传"，让大家体会经络的研究工作不是无的放矢，不是浪费科研经费，经络是确实存在的。

3. 循经感传

什么是"循经感传"，顾名思义，就是沿着经络走行路线，出现特殊的感觉传导。当然，在正常情况下，肯定是不会出现这种现象的。当人们用毫针或其他方法刺激穴位时，出现的循古典经脉路线而扩散的感觉传导现象即为"循经感传"。这种现象一直被认为是古人创立经络学说的主要依据。

从 1972 年至 1978 年，中国共有 20 多个省、市、自治区的有关单位按照统一规定的普查方法和分型标准，对不同民族、性别、年龄的健康人群进行了 63000 多人次的普查分析，结果发现感传出现率最高达 45.2%，最低为 5.6%，大多数在 12% ~ 24% 之间。学者们还对 203 例莫桑比克人进行了循经感传现象的调查，亦可出现循经感传现象。大规模的调查结果表明，循经感传广泛存在于人群之中，基本上无种族、地域、年龄等方面的差别。

有人说循经感传是不是扎中神经了，其实不过是神经的传导。稍微有医学常识的人就知道，循经感传完全和神经传导不一样，有着自己鲜明的特征。

在这里我举个我刚参加工作时的例子。我刚参加工作时，因为是从地方大学进入部队医院成为军人，要参加新兵军训，我们被称为"大训队"，我被分在一中队。有一天我们中队有个战友得了胃肠型感冒，又是发热又是拉肚子，一般治疗感冒我喜欢用风池穴、大椎穴。那天我看战友得的是胃肠型感冒，肚子很难受，我就先选了足三里穴，他的针感很强，一下子就沿胃经往下传导。因为他的病灶在胃，在足三里穴位的上方，所以，我用左手拇指按住穴位的下方，调整针尖方向向上，继续提插捻转行针，针感就向上传导，但是针感过了膝关节就不再往上走。我又行"青龙摆尾"手法，最终通过髋关节，战友觉得肚子一下就舒服了。留针半小时，五分钟行一次针。就此战友再也没有拉肚子，也没有恶心，体温也很快恢复了正常，第二天就正常参加训练了。

从这个例子我们可以发现循经感传有着自己的特征。

（1）循经感传的路线

感传的路线大多数与《灵枢·经脉》所载的经脉循行路线基本　致，但也存在着不同程度的变化和差异。我的那个战友针刺足三里穴产生的传导基本是按照胃经走行，但是往上走到腹部就没有再走了，而且到了腹部后也没有很清晰的路线，往下传也没有过踝关节。

（2）循经感传的性质

循经感传的性质是多种多样的，常与个体、刺激方式和强度有关。针刺和指压时多产生酸、麻、胀、抽动、冷、热等感觉传导；电脉冲刺激时除上述感觉外，尚有水流感、蚁行感、虫样蠕动感等；艾灸时则多产生热感或麻感；穴位注射后以酸、胀、沉重感居多，偶有热感、冷感等。那次我战友的感觉就是一种模糊的酸胀感，到了腹部变成一种温热感，他不是学医的，更不懂经络，所以他的描述应该是自己最真实的感受。我自己不是个经络敏感的人，针灸时出现循经感传比较少，但是有一次针刺眼眶下的四白穴，出现了从来没有感觉过的"蚁行感"，让我至今记忆犹新。

（3）循经感传的速度

循经感传速度有快、慢两种。快的如触电样放散，可立即走完整条经络；但多数为慢性传导，其速度比神经传导速度明显要慢，从每秒数毫米至数厘米不等，一般在 0.10m/s 左右。那次战友的经络传导就很慢，传导随着我行针手法，慢慢地向上走行，从足三里穴到腹部这段距离花了 1 分钟，而且不是匀速的，通过关节时尤其缓慢，甚至停滞不前。这与《灵枢·五十营》篇中"呼吸定息，气行六寸"（其速度换算过来为 2.8 ~ 3.6cm/s）的气行速度很接近。在现实的临床上，循经感传大多是以这种速度传导的。至于快如触电感，大多是因为刺中神经了，容易出现这种感觉的穴位有很多，比如环跳穴有坐骨神经、太溪穴处有胫神经、内关穴处有正中神经，这些穴位处都存在比较粗大的神经干。

（4）循经感传的方向和回流

刺激四肢末端的井穴，感传向躯干、头面部方向单向传导，而刺激躯体部任何一个经穴则出现从该穴向两个相反方向的感传，这说明感传的传导是双向性的。我们还可以通过手法诱导和针尖方向调整来控制感传方向，也就是古人说的"按之在上命气下行，按之在下令气上行"。上面那个例子就是这样，针刺足三里大多感传向下，通过拇指按住下方，针尖朝上就可以令针感往上传导。

（5）循经感传的趋病性

所谓感传的趋病性，是指循经感传在传导过程中有"趋向病灶"的特性。即感传沿该经脉循行到接近"病灶"的部位时，即偏离本经而趋向病所。前例患者就是传导到了胃肠就不再向上传导了。

循经感传与针灸临床之间关系十分密切。针灸疗效和针刺镇痛及针刺麻醉效果等方面均与循经感传的有无、强弱和是否到达"病所"等有直接关系。在前个病例中，当针刺穴位循经感传到疼痛部位——腹部时，其不适感明显缓解；又如治疗尿潴留患者时，针刺"关元""中极"穴循经感传要求达到尿道，疗效才显著，这就是"气至病所""气至而有效"。

循经感传现象受多种因素的影响，除前述部分因素外，还和时间、温度、刺激方式、刺激强度、穴位等有关系。值得我们注意的是循经感传和受试者心理状态也密切相关。一般在心情愉快、较平静状态下感传出现率较高；反之情绪不佳、波动起伏状态下感传出现率显著降低。大学时我们还做过一个实验，先让受试者入静，然后再针刺穴位来诱发循经感传。有人曾在 118 例受试者入静时诱发循经感传，其感传出现率高达 85.6%。但是我们班的诱发结果并没有这么高的比例，估计和受试者入静的程度有关。要是这样认为的话，或许真的是一些古人在入静时发现了经络。

4. 体表循经线检测

循经感传现象表明，人体体表确实存在着某种与古典医籍记载经络运行基本一致的轨迹，我们人眼看不见、摸不着，但是你不能说它不存在。很多东西都看不见、摸不着，像空气、电磁波，但是我们可以用多种方法证明它们的存在。那经络呢？我们怎么通过客观的方法将这些特殊的轨迹检测出来呢？研究者们结合边缘学科，利用现代科学的新技术寻求一些客观的检测方法。1986 年体表循经线检测被列为国家"七五"攻关计划，为经络研究中的主攻方向之一。

（1）皮肤电测量

从 1958 年开始，我国一些学者就开始对经穴电阻进行测定。20 世纪 70 年代至今不少人对经络路线的皮肤是否真正具有低阻抗性进行了深入的研究。尽管对于经穴的电学特性尚未取得完全一致的结论，但大多数研究者最后均认为皮肤低阻点的分布确有其循经特点。皮肤电阻测定的资料表明：在经络穴位上呈现有电阻低和通电量高的特点，故又称"良导点"。并在测定中发现：经穴导电量高，非经穴导电量低；气血旺盛者导电量高，气血虚弱者导电量低。认为经穴是人体导电的门户，经络是电子流动的路线。

但是，用皮肤电现象来解释研究经络学说，还有学者持不同的看法，因为实际研究的结果，常因局部出汗、干湿度、温度、测定探头的压力、环境的安静程度、精神情绪等影响测定值的变化，即使是同一个人体，在不同的时间段，测定值的波动也很大。

我也在临床上搞了很长一段时间升级版的经络皮肤电测定——经络的伏安特性曲线。实验遇到最大的问题就是测定结果不稳定。虽然在很多疾病上，可以在大样本统计中有意义，比如，我们曾系统地研究过腰痛的经络测定，发现腰痛患者的膀胱经和肾经异常情况最多，而且针刺后这两条经络的症状改善最明显。但是由于在个体上影响因素太多，甚至连情绪都会影响检测结果，因此不容易排除干扰因素，没法精准地给出临床指导。所以后来我只会在一些疑难杂症中选择性地使用，其实用性就大打折扣。

（2）放射性同位素示踪

20 世纪 60 年代初期，我国有人开始应用放射性同位素检测经络的循经路线。至 80 年代中期有人将 Te99 过锝酸钠洗脱液注入健康受试者或患者的穴位（主要是腕踝部穴位），然后以大视野 γ - 闪烁照相机自动扫描，记录放射性同位素迁徙过程的图像，将示踪轨迹与古典经线进行比较，结果发现放射性同位素示踪轨迹在四肢肘膝关节以下与古典循经路线基本一致，肘膝关节以上部分也大致吻合。我们科的同事周章玲主任在 20 世纪 90 年代前研究过胆囊炎患者，用放射性同位素，测定胆经的循行路线，观察到针刺前核素迁移轨迹与古典经络吻合率为 78.3%，针刺后上升为 85.0%。

（3）穴位声发射信号

20世纪80年代初期，有人率先以弹簧压力计在穴位上施加恒定的压力(500～1000g)激发声信号，以声电换能器在预定的部位接收，发现在该穴所属经脉的循行线上可以记录到相应的声发射信号（低频机械振动波）。近年来有人用4个探头同时记录，对大肠经的循行路线进行检测，根据上百次观察的结果得知，本经穴位的声信号出现率均显著高于两侧旁开的对照点，显示了低频声信号循经传播的特点。但由于体内产生低频振动的声源较多，且传导这种信号的基质目前也尚不清楚，故这项工作还有许多问题有待进一步研究解决。

在体表循行线检测方法的研究中，还有人对皮肤经穴的超微发光进行了研究，测出14条与经脉路线基本一致的高发光线，其发光强度与循经感传有一定关系。另有人借助红外成像技术、液晶热像图和辐射场照相术等开展了一些研究，也尚待进一步深入研究。

5. 经络实质的假说

大量的临床资料观察和实验研究，特别是循经感传现象的研究，证实了经络是客观存在的，但经络的实质是什么？一些学者从不同的角度进行了探索，提出了各种假说。他们都从某一侧面涉及了经络的实质，但尚需大量的、扎实的实验予以验证。

目前对经络实质的看法大体上有以下3种观点：①"经络"是以神经系统为主要基础，包括血管、淋巴系统等已知结构的人体功能调节系统。②"经络"是独立于神经、血管、淋巴系统等已知结构之外（但又与之密切相关）的另一个功能调节系统。③"经络"可能是既包括已知结构，也包括未知结构的综合功能调节系统。

在这里我们介绍一下第三平衡系统假说。研究者认为，现代生理学已知的人体平衡机构大约有三：躯体神经系统、自主神经系统、内分泌系统。前二者的反应较快，是以秒计的，后一种反应较慢，是以分计的。按反应速度计，似乎自主神经系统和内分泌系统之间还存在一个中间系统，它比神经慢、比内分泌快。因此人体有4种平衡系统，其速度与作用是：第一平衡系统骨骼神经，速度100m/s，作用：快速姿势平衡；第二平衡系统自主神经，速度1m/s，作用：内脏活动平衡；第三平衡系统经络，速度0.1m/s，作用：体表内脏间平衡；第四平衡系统内分泌，速度以分计，作用：全体慢平衡。

6. 我的观点

在我看来，经络应该是没有一个具体类似于"通路"的形态结构，要是有的话，早就应该被发现了。但是它应该有一些具体的物质基础,现在我们还没有追踪到它,或者说我们还没有清晰地把它们归纳整合到一起。

而古代人更不知道有什么结构形态,而是把它的功能提炼出来,就像我们说中医的五脏六腑,和相对应的西医脏腑是不同的,它是气化的脏腑,是专注于功能的脏腑。

中医关注的不是"经络是什么",而是经络能干什么、有什么用,我们如何利用它达到治病防病的目的——这就够了。对于老百姓和普通临床医生来说,这就够了,但是对于研究经络的学者来说,穷究其理,苦追其形,是工作,是信念,是让经络更加简单明了。

同道们,我们还需努力,道阻且长。

三、经络系统的组成

大家都知道经络，经络是人体内运行气血的通道。其实经络包含两个方面：经脉和络脉。"经"，有路径的含义，为直行的主干；"络"，有网络的含义，为侧行的分支。打个不恰当的比喻，把人比作城市，经络就像城市的道路，道路通行的是行人和车辆，经络通行的是气血。经脉大多上下纵行，系经络的主体部分，像城市的主干道；络脉从经脉中分出侧行，是经络的细小部分，像城市的小巷弄堂。经络纵横交错，遍布全身，是人体重要组成部分。

经络系统由经脉与络脉相互联系、彼此衔接而构成，经络系统中有经气的活动。所谓经气，即经络之气。经气活动的主要特点是循环流注、如环无端、昼夜不休。人体通过经气的运行，以调节全身各部的机能活动，从而使整个机体保持了协调和相对平衡。就像城市的道路，通畅才是关键，主干道不通，全市交通就陷入瘫痪，弄堂小巷不通，也就是附近的街坊邻居出行困难。经络也是，络脉不通引起的可能是局部问题，经脉不通往往会引起全身的反应。

如上所述，经络系统由经脉和络脉组成。而经脉包括十二经脉、奇经八脉，以及附属于十二经脉的十二经别、十二经筋、十二皮部；络脉包括十五络脉和难以计数的浮络、孙络等。实际上就是人体到处密布着经络。当时我刚知道经络包括这么多内容时很惊讶，在我的心里，以为经络内容就是：打通任督二脉成就小周天，打通奇经八脉就是大周天，最多再加上"六脉神剑"就功德圆满了。不过，虽然经络系统内容很多，但是临床上应用，还是以十四经脉为主，大家不必有畏难情绪。

用一个图表可以直接明了地看清经络的组成，如表1-1所示。

1. 十二经脉

十二经脉系指十二脏腑所属的经脉，是经络系统的主体，故又称为"正经"。

（1）十二经脉的名称

十二经脉的名称由手足、阴阳、脏腑三部分组成。首先用手、足将十二经脉分成手六经和足六经。金庸的《天龙八部》里段誉的六脉神剑练的就是手六经，有时候我会想，要是天龙寺发明个"十二脉神剑"，那修炼的人只能是不穿鞋的苦行僧了。

表 1-1 经络系统组成

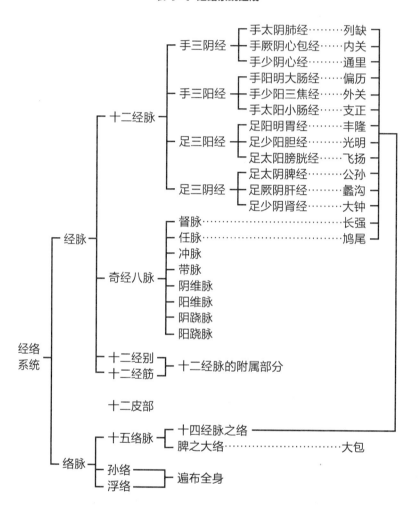

凡属六脏及循于肢体内侧的经脉为阴经，属六腑及循于肢体外侧的经脉为阳经。根据阴阳消长变化的规律，阴阳又划分为三阴三阳，三阴为太阴、少阴、厥阴，三阳为阳明、太阳、少阳。按照上述命名规律，十二经脉的名称分别为手太阴肺经、手阳明大肠经、足阳明胃经、足太阴脾经、手少阴心经、手太阳小肠经、足太阳膀胱经、足少阴肾经、手厥阴心包经、手少阳三焦经、足少阳胆经和足厥阴肝经。

（2）十二经脉的分布规律

十二经脉左右对称地分布于头面、躯干和四肢，纵贯全身。与六脏相配属的六条阴经（六阴经），分布于四肢内侧和胸腹，上肢内侧为手三阴经，下肢内侧为足三阴经；与六腑相配属的六条阳经（六阳经），分布于四肢外侧和头面、躯干。上肢外侧为手三阳经，下肢外侧为足三阳经。十二经脉在四肢的分布呈现一定规律，具体表述如下。

按立正姿势，两臂下垂拇指向前的体位，将上下肢的内外侧分别分成前、中、后三个区线。手足阳经为阳明在前、少阳在中、太阳在后；手足阴经为太阴在前、厥阴在中、少阴在后。其中足三阴经在足内踝上 8 寸以下，为厥阴在前、太阴在中、少阴在后，至内踝上 8 寸以上，太阴交出于厥阴之前。

（3）十二经脉属络表里关系

十二经脉在体内与脏腑相连属，并具有明确的属络表里关系。阴经属脏络腑；阳经属腑络脏。脏为阴主里，腑为阳主表，脏腑相表里。一经配一脏，一脏配一腑，阴阳配对，这样就形成了脏腑阴阳经脉的属络表里关系。如手太阴肺经属肺络大肠，与手阳明大肠经相表里；手阳明大肠经属大肠络肺，与手太阴肺经相表里。其余同类，详见表 1-2。具有属络关系的脏腑与经脉及互为表里的经脉在生理上相互联系，病理上相互影响，治疗上相互为用。

（4）十二经脉与脏腑器官的联络

在体内，十二经脉除与六脏六腑有特定配属关系外，还和相关脏腑有联系；在头面部和身体，十二经脉还与其循行分布部位的组织器官有着密切的联络。临床上辨证分经、循经取穴，以此为依据。十二经脉与脏腑器官的联络，详见表 1-2。

比如脾经，联络脾、胃、心三个脏腑，又路过咽喉、舌，所以脾经不仅能够治疗脾胃病，也能治疗失眠、心慌、高血压等心血管疾病，还能治疗咽痛、吞咽不利、言语不清等。所以大家应该好好研究一下这个表格，如果有些疾病常规方法治疗效果不好，可以试试看通过经络循行来寻找穴位，调整你的穴位处方。

（5）十二经脉的循行走向与衔接规律

十二经脉的循行走向总的规律是：手三阴经从胸走手，手三阳经从手走头，足三阳经从头走足，足三阴经从足走腹胸。

十二经脉循行衔接规律是：①相表里的阴经与阳经在手足末端交接。如手太阴肺经与手阳明大肠经交接于示指。②同名的阳经与阳经在头面部交接。如手阳明大肠经与足阳明胃经交接于鼻旁。③相互衔接的阴经与阴经在胸中交接。如足太阴脾经与手少阴心经交接于心中（见图 1-1）。

表 1-2 十二经脉与脏腑器官联络表

经脉名称	联络的脏腑	联络的器官
手太阴肺经	属肺，络大肠，还循胃口	喉咙
手阳明大肠经	属大肠，络肺	入下齿中，挟口、鼻
足阳明胃经	属胃，络脾	起于鼻，入上齿，环口挟唇，循喉咙
足太阴脾经	属脾，络胃，流注心中	挟咽，连舌本，散舌下
手少阴心经	属心，络小肠，上肺	挟咽，系目
手太阳小肠经	属小肠，络心，抵胃	循咽，至目内外眦，入耳中，抵鼻
足太阳膀胱经	属膀胱，络肾	起于目内眦，至耳上角，入络脑
足少阴肾经	属肾，络膀胱，上贯肝，入肺中，络心	循喉咙，挟舌本
手厥阴心包经	属心包，络三焦	
手少阳三焦经	属三焦，络心包	系耳后，出耳上角，入耳中，至目锐眦
足少阳胆经	属胆，络肝	起于目锐眦，下耳后，入耳中，出耳前
足厥阴肝经	属肝，络胆，挟胃，注肺	过阴器，连目系，环唇内

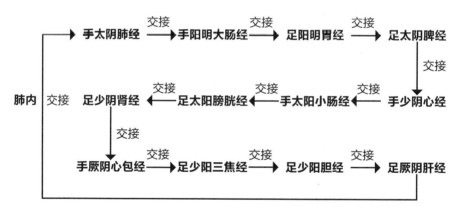

图 1-1 十二经脉循环走向与衔接规律表

（6）十二经脉的循环流注

十二经脉的气血流注从肺经开始逐经相传，至肝经而终，再由肝经复传于肺经，流注不已，从而构成了周而复始、连环不断的循环传注系统。十二经脉将气血周流全身，使人体不断地得到营养物质而维持各脏腑组织器官的功能活动。十二经脉的循环流注顺序见图1-2。

十二经脉的如此循环和时间相配合，就形成了"子午流注"针法。但是我在临床上基本没有用过，现在都还给老师了，真是惭愧！

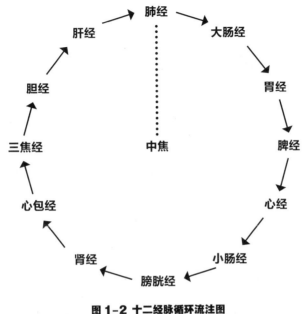

图 1-2 十二经脉循环流注图

2. 奇经八脉

奇经八脉，包括督脉、任脉、冲脉、带脉、阴维脉、阳维脉、阴跷脉、阳跷脉共八条。

"奇"有奇特、奇异的意思。奇经八脉与十二正经不同，不直接隶属于十二脏腑，也无表里配属关系，所以称"奇经"。除了任、督二脉以外的其他六条奇经走行路线也不像十二正经那么有规律。

奇经八脉除带脉横向循行外，其他均为纵向循行，纵横交错地循行分布于十二经脉之间。奇经八脉的主要作用体现在两方面。

其一，沟通了十二经脉之间的联系，将部位相近、功能相似的经脉联系起来，起到统摄经脉气血、协调阴阳的作用；奇经八脉中的督脉、任脉、冲脉皆起于胞中，同出于会阴，称为"一源三歧"。督脉可调节全身阳经脉气，故称"阳脉之海"；任脉可调节全身阴经脉气，故称"阴脉之海"；冲脉可积蓄、调节十二经气血，故称"十二经之海"，又称"血海"。

其二，对十二经脉气血有着蓄积和渗灌的调节作用。若喻十二经脉如江河，奇经八脉则犹如湖泊。奇经八脉具体的循行分布和功能见表 1-3。

奇经八脉中的任脉和督脉，各有其所属的腧穴，故与十二经相提并论，合称"十四经"。

十四经均具有一定的循行路线、病候和所属腧穴，是经络系统中的主要部分。十四经脉循行分布见图 1-3、1-4 和 1-5。

表 1-5 奇经八脉循行分布和功能

脉名	循行分布概况	联络的器官
任脉	腹、胸、颏下正中，总任六阴经	调节全身阴经经气，故称"阴脉之海"
督脉	腰、背、头面正中，总督六阳经	调节全身阳经经气，故称"阳脉之海"
带脉	起于胁下，环腰一周，状如束带	约束纵行躯干的诸条经脉
冲脉	与足少阴经相并上行，环绕口唇，且与任、督、足阳明等有联系	积蓄十二经气血，故称"十二经之海"或"血海"
阴维脉	小腿内侧，并足太阴、厥阴上行至咽喉合于任脉	调节六阴经经气
阳维脉	足跗外侧，并足少阳经上行，至项后会合于督脉	调节六阳经经气
阴跷脉	足跟内侧，伴足少阴等经上行，至目内眦与阳跷脉会合	调节肢体运动，司眼睑开合
阳跷脉	足跟外侧，伴足太阳等经上行，至目内眦与阴跷脉会合	调节肢体运动，司眼睑开合

3. 十五络脉

十二经脉和任、督二脉各自别出一络，加上脾之大络，总计 15 条，称为十五络脉。十二经脉的别络均从本经四肢肘膝关节以下的络穴分出，走向其相表里的经脉，即阴经别络于阳经，阳经别络于阴经。

（1）列缺——手太阴络脉

手太阴肺经的别行络脉，名曰列缺，起于腕关节上方桡骨茎突后的分肉之间，与手太阴本经并行，直入手掌中，散布于大鱼际部。它的病变，实证为手桡侧腕部锐骨和掌中发热，虚证为呵欠频作、小便失禁或频数，可取它的络穴列缺治疗。穴在距腕一寸半处，别行于手阳明大肠经。

（2）偏历——手阳明络脉

手阳明大肠经的别行络脉，名曰偏历，在腕关节后三寸偏历穴处分出，走向手太阴肺经；其支脉向上沿着臂膊，经肩髃穴上行至下颌角处，遍布于齿中；其支脉进入耳中，合于该部所聚的主脉。它的病变，实证为龋齿、耳聋，虚证为齿冷、经气闭阻不通畅，可取它的络穴偏历治疗。

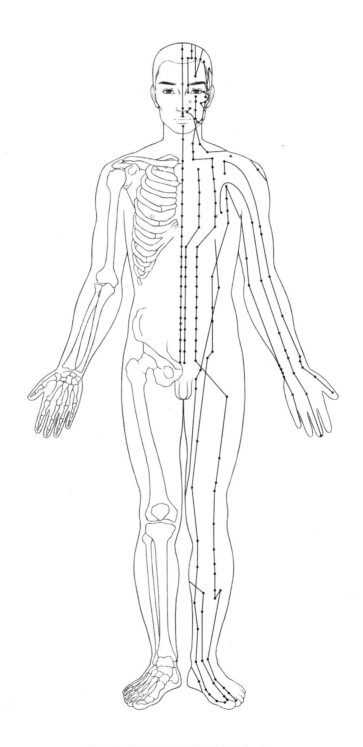

图 1-3 十四经脉循行分布示意图（一）

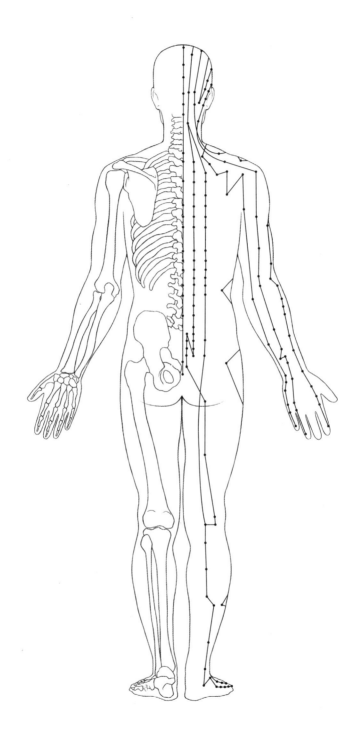

图 1-4 十四经脉循行分布示意图（二）

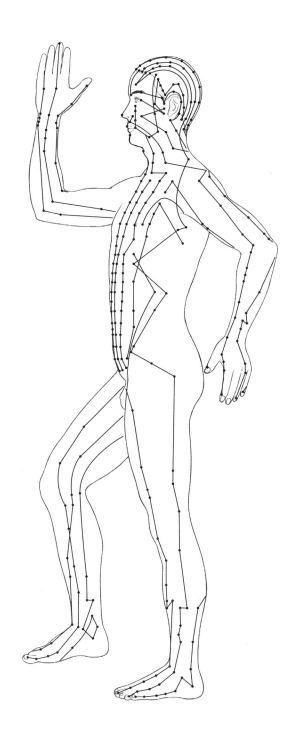

图 1-5 十四经脉循行分布示意图（三）

（3）丰隆——足阳明络脉

足阳明胃经的别行络脉，名曰丰隆，在距离外踝上八寸处分出，走向足太阴脾经；其支脉沿着胫骨外缘上行联络于头项部，与各经的经气相会合，再向下联络于咽喉部。它的病变，气逆则发生突然失声；实证为狂癫之疾，虚证为足缓不收、胫部肌肉萎缩，可取它的络穴丰隆治疗。

（4）公孙——足太阴络脉

足太阴脾经的别行络脉，名曰公孙，在足大趾本节后一寸处分出，走向足阳明胃经；其支脉进入腹腔，联络于肠胃。它的病变，气上逆则发生霍乱；实证为腹内绞痛，虚证为鼓胀之疾，可取它的络穴公孙治疗。

（5）通里——手少阴络脉

手少阴心经的别行络脉，名曰通里，在腕关节后一寸处分出上行，沿着手少阴本经入于心中，再向上联系舌根部，会属于目系。它的病变，实证为胸中支满阻隔，虚证为不能言语，可取它的络穴通里治疗。穴在腕关节后一寸，别行于手太阳小肠经。

（6）支正——手太阳络脉

手太阳小肠经的别行络脉，名曰支正，在腕关节后五寸处，向内侧注入手少阴心经；其支脉上行经肘部，上络于肩髃穴部。它的病变，实证为关节弛缓，肘部痿废不用，虚证为皮肤赘生小疣，可取它的络穴支正治疗。

（7）飞扬——足太阳络脉

足太阳膀胱经的别行络脉，名曰飞扬，在外踝上七寸处分出，走向足少阴肾经。它的病变，实证为鼻塞流涕、头背部疼痛，虚证为鼻流清涕、鼻出血，可取它的络穴飞扬治疗。

（8）大钟——足少阴络脉

足少阴肾经的别行络脉，名曰大钟，在内踝后绕行足跟部，走向足太阳膀胱经。其支脉与足少阴本经并行向上而至于心包下，再贯穿腰脊。它的病变，气上逆则发生心胸烦闷；实证为二便不通，虚证为腰痛，可取它的络穴大钟治疗。

（9）内关——手厥阴络脉

手厥阴心包经的别行络脉，名曰内关，在腕关节后二寸处，发出于两筋之间，走向手少阳三焦经。它沿着手厥阴本经向上联系于心包，散络于心系。它的病变，实证为心痛，虚证为心中烦乱，可取它的络穴内关治疗。

（10）外关——手少阳络脉

手少阳三焦经的别行络脉，名曰外关，在腕关节后二寸处分出，绕行于肩膊的外侧，上行进入胸中，会合于心包。它的病变，实证为肘部拘挛，虚证为肘部弛缓不收，可取它的络穴外关治疗。

（11）光明——足少阳络脉

足少阳胆经的别行络脉，名曰光明，在外踝上五寸处分出，走向足厥阴肝经，向下联络于足背部。它的病变，实证为足胫部厥冷，虚证为足软无力不能行走，坐而不能起立，可取它的络穴光明治疗。

（12）蠡沟——足厥阴络脉

足厥阴肝经的别行络脉，名口蠡沟，在内踝上五寸处分出，走向足少阳胆经；其支脉经过胫部上行至睾丸部，终结于阴茎处。它的病变，气逆则发生睾丸肿胀或突发疝气；实证为阴茎挺长、阳强不倒，虚证为阴部暴痒，可取它的络穴蠡沟治疗。

（13）长强——督脉之络

督脉的别行络脉，名曰长强，挟脊旁脊肌上行至项部，散布于头上；再向下到两肩胛之间，分左右别行于足太阳膀胱经，深入贯穿于脊膂中。它的病变，实证为脊柱强直，虚证为头重、旋摇不定，此皆督脉的别络之过，可取它的络穴长强治疗。

（14）尾翳——任脉之络

任脉的别行络脉，名曰尾翳（也称鸠尾），从鸠尾向下，散布于腹部。它的病变，实证为腹部皮肤疼痛，虚证为腹部皮肤瘙痒，可取它的络穴尾翳（即鸠尾）治疗。

（15）大包——脾之大络

脾的大络，名曰大包，在渊腋穴下三寸处发出，散布于胸胁部。它的病变，实证为一身尽痛，虚证为周身肌肉关节松弛无力；此一络脉像网络一样包络周身，如现血瘀，可取它的络穴大包治疗。

四肢部的十二经的络脉，加强了十二经中表里两经的联系，沟通了表里两经的经气，补充了十二经脉循行的不足。躯干部的任脉别络、督脉别络和脾之大络，分别沟通了腹、背和全身经气，输布气血以濡养全身组织。

4. 十二经别

十二经别是十二正经离、入、出、合的别行部分，是正经别行深入体腔的支脉。十二经别多从四肢肘膝关节以上的正经别出（离），经过躯干深入体腔与相关的脏腑联系（入），再浅出于体表上行头项部（出），在头项部，阳经经别合于本经的经脉，阴经经别合于其相表里的阳经经脉（合）。十二经别按阴阳表里关系汇合成六组，在头项部合于六阳经脉，故有"六合"之称。

由于十二经别有离、入、出、合于表里之间的特点，不仅加强了十二经脉的内外联系，更加强了经脉所属络的脏腑在体腔深部的联系，补充了十二经脉在体内外循行的不足。由于十二经别通过表里相合的"六合"作用，使得十二经脉中的阴经与头部发生了联系，从而扩大了手足三阴经穴位的主治范围。如手足三阴经穴位之所以能主治头面和五官疾病，与阴经经别合于阳经而上头面的循行是分不开的。此外，由于十二经别加强了十二经脉与头面部的联系，故而突出了头面部经脉和穴位的重要性及其主治作用。

5. 十二经筋

十二经筋是十二经脉之气输布于筋肉骨节的体系，是附属于十二经脉的筋肉系统。其循行分布均起始于四肢末端，结聚于关节骨骼部，走向躯干头面。十二经筋行于体表，不入内脏。足三阳经筋起于足趾，循股外上行结于顺（面）；足三阴经筋起于足趾，循股内上行结于阴器（腹）；手三阳经筋起于手指，循臑外上行结于角（头）；手三阴经筋起于手指，循臑内上行结于贲（胸）。

经筋具有约束骨骼、屈伸关节、维持人体正常运动功能的作用。经筋为病，多为转筋、筋痛、痹证等，针灸治疗多局部取穴而泻之。经筋理论在经络理论是非常重要的一部分，因为针灸治疗骨伤科、软组织疾病其实都是基于这个理论之上。经筋病是针灸科最主要的病种之一。

6. 十二皮部

十二皮部是十二经脉功能活动反映于体表的部位，也是络脉之气散布之所在。十二皮部的分布区域是以十二经脉在体表的分布范围，即十二经脉在皮肤上的分属部分为依据而划分的。由于十二皮部居于人体最外层，又与经络气血相通，故是机体的卫外屏障，起着保卫机体、抗御外邪和反映病症的作用。近现代临床常用的皮肤针、穴位敷贴法等，均以皮部理论为指导。

从十二正经到奇经八脉，从十五络脉到十二经筋，从十二经筋到十二皮部，经络系统形成了从上到下、从内到外的一个立体三维的网络。

经脉是主干，十二正经是中心，奇经八脉能补充十二正经的不足；十五络脉是侧支起到加强经脉之间联络的作用；而十二经别也是侧支，加强内外脏腑和外在经脉之间的联络；十二经筋和十二皮部又是经脉的另一种表现，一个表现于肌肉韧带（经筋），一个表现于皮肤（皮部），中医理论里一样存在着肌肉和皮肤，不能将其等同于"经筋""皮部"。应该这么理解：肌肉和皮肤都是需要经络来联系和供给气血等营养物质的。而经络中起到这部分作用的就依靠经筋、皮部，经筋对应肌肉韧带等软组织，皮部对应皮肤。

整个经络系统就是网络，而网络要发挥作用关键就是要通畅。所以针灸推拿的作用主要体现在疏通经络上，而所谓的补泻反倒在其次。中国有句俗话"不通则痛，通则不痛"，不通就可以用针灸疏通经络来治疗。因此针灸止痛也是全世界所公认的，疗效确切。无论哪种疾病引起的疼痛，针灸都能起到一定的作用。无论是常见的神经痛、关节痛、肌肉痛，还是少见的癌痛、术后痛、内脏痛都可以用针灸缓解。针灸止痛不良反应少，但是它毕竟是以疏通调节为主，所以针灸止痛的作用是有限的。比如像癌痛，我们能减少止痛药的用量，但是不能替代止痛药。

四、穴位——经络之气汇聚之所

我们的少年时代，是武侠小说盛行的年代，金庸、梁羽生等名家的小说让我爱不释手，很多经典都读过好几遍，有的甚至是十几遍，上大学后，我发现考入针灸推拿专业的同学很多都是武侠小说的爱好者。有很多人对武术深深着迷，我也不例外。对其中什么大小周天、奇经八脉等更是想深究到底有没有这回事。点穴是不是能让人不动了，或是昏睡不醒，或是大笑不止？穴位有那么神奇吗？

穴位，又称为腧穴，中医认为是人体脏腑经络之气输注于体表的特殊部位。腧，本写作"输"，所以都发声为"shu"，有转输、输注的含义，表示是经气转输之所；穴，即孔隙的意思，意思是经气所居之处。

人体的腧穴既是疾病的反应点，又是针灸的施术部位。腧穴与经络、脏腑、气血密切相关。针灸通过经脉、气血、腧穴三者的共同作用，达到治疗的目的。经穴均分别归属于各经脉，经脉又隶属于一定的脏腑，腧穴、经脉、脏腑间形成了不可分割的联系。

1. 腧穴的发现

大学教材里，把穴位认为是人们在长期的医疗实践中发现的。远古时代，我们的祖先当身体某一部位或脏器发生疾病时，在病痛局部砭刺、叩击、按摩、针刺、火灸，发现可减轻或消除病痛。这种"以痛为输"所认识的腧穴，随着对经络及腧穴主治作用认识的不断深化，古代医家对腧穴的主治作用进行了归类，并与经络相联系，说明腧穴不是体表孤立的点，而是与脏腑相通的。通过不断总结、分析、归纳，逐步将腧穴分别归属各经。

很显然，这样的说法很无趣，没有戏剧性。但是从现实临床实践，也就是现在人们的治病的过程中，还是在不停地发现一些新的疗效显著的穴位，我们又给它一个新的名字，不过都称为奇穴。从这个意义上说，这个发现过程是可以理解的。

《黄帝内经》论及穴名约 160 个，并有腧穴归经的记载。晋代皇甫谧所著《针灸甲乙经》记载周身经穴名 349 个，除论述了腧穴的定位、主治、配伍、操作要领外，并对腧穴的排列顺序进行了整理，为腧穴学理论和针灸实践的发展做出了重要贡献。北宋王惟一对腧穴重新进行了考定，撰写了《铜人腧穴针灸图经》，详载了 354 个穴名。元代滑伯仁所著《十四经发挥》载经穴穴名亦为 354 个，并将全身经穴按循行顺序排列，称"十四经穴"。明代杨继洲《针灸大成》载经穴名 359 个，并列举了辨证选穴的范例，充实了针灸辨证施治的内容。清代李学川《针灸逢源》定经穴穴名 361 个，并延续至 2006 年，国家重新修订穴位标准，颁布的《GBT 12346-2006 腧穴名称与定位》，将印堂穴从经外奇穴归为督脉，因此十四经穴现在就有 362 个了。

但是古人和今人一样，都认为经穴应当是 365 个，以对应 365 天，虽然实际上位于十四经上的穴位就不止 365 个，但是大家也没有统一的意见，把这些原来属于经外奇穴的穴位归属于十四经穴。选谁不选谁，这是个问题，没有一个标准，谁也不能说服谁，不如就维持现状。

2. 腧穴的分类

从上面的描述，大家也知道了，人体的腧穴大体上可归纳为十四经穴、奇穴、阿是穴三类。

（1）十四经穴

是指具有固定的名称和位置，且归属于十二经和任脉、督脉的腧穴。这类腧穴具有主治本经和所属脏腑病症的共同作用，因此，归纳于十四经脉系统中，简称"经穴"。十四经穴共有 362 个，是腧穴的主要组成部分。

（2）奇穴

是指既有一定的名称，又有明确的位置，但尚未归入或不便归入十四经系统的腧穴。这类腧穴的主治范围比较单纯，多数对某些病症有特殊疗效，因而未归入十四经系统，故又称"经外奇穴"。但是，实际上，有的经外奇穴是在十四经的循行位置上的，只是没有把它归到十四经穴里。比如胃管下俞穴，又叫膵俞、胰俞，在孙思邈时就用它来治疗糖尿病，位于背部，当第八胸椎棘突下，旁开 1.5 寸处。实际上就是位于膀胱经上，在膈俞和肝俞之间。但是，我们还是把它归为奇穴。膀胱经和督脉上还有好几个类似的经外奇穴。

（3）阿是穴

是指既无固定名称，亦无固定位置，而是以压痛点或其他反应点作为针灸施术部位的一类腧穴。又称"天应穴""不定穴""压痛点"等。唐代孙思邈《备急千金要方》载："有阿是之法，言人有病痛，即令捏其上，若里当其处，不问孔穴，即得便快成痛处，即云阿是，灸刺皆验，故曰阿是穴也。"说得很形象，尤其是在治疗一些肌肉软组织疼痛时，医生总是用手边按压，边问病人"是这儿吗？"病人痛得龇牙咧嘴地说"啊，是是"，这就是阿是穴的由来。

3. 腧穴的主治特点

从针灸治疗上讲，腧穴既是疾病的反应点，又是针灸的施术部位。所有腧穴均有一定的治疗作用。通过针刺、艾灸等对腧穴的刺激可疏通经脉、调和气血，使阴阳平衡、脏腑和调，从而达到扶正祛邪的目的。

经常有人会问，那么多穴位作用，都不相同，你们怎么能记得住啊？其实腧穴的治疗作用具有明显的特点和一定的规律。腧穴的主治特点主要表现在三个方面，即近治作用、远治作用和特殊作用。

近治作用是指腧穴均具有治疗其所在部位局部及邻近组织、器官病症的作用。这是一切腧穴主治作用所具有的共同特点。如眼区及其周围的睛明、承泣、攒竹、瞳子髎等经穴均能治疗眼疾；膝关节及其周围的鹤顶、膝眼等奇穴均能治疗膝关节疼痛；阿是穴均可治疗所在部位局部的病痛等。所以说，"头痛扎头"是人的第一反应，是医生的第一选择。尤其是慢性疼痛，局部取穴是必不可少的。

远治作用是指腧穴具有治疗其远隔部位的脏腑、组织器官病症的作用。腧穴不仅能治疗局部病症，而且还有远治作用。十四经穴，尤其是十二经脉中位于四肢肘膝关节以下的经穴，远治作用尤为突出，如合谷穴不仅能治疗手部的局部病症，还能治疗本经脉所过处的颈部和头面部病症。反过来说，肘关节膝关节以上的穴位，大部分是以局部治疗作用为主。

特殊作用穴位的特殊作用，有两层意思，一是指有些腧穴具有双向的良性调整作用和相对的特异治疗作用。所谓双向良性调整作用，是指同一腧穴对机体不同的病理状态，可以起到两种相反而有效的治疗作用。如腹泻时针刺天枢穴可止泻，便秘时针刺天枢穴可以通便；内关可治心动过缓，又可治心动过速。二是指腧穴的治疗作用还具有相对的特异性，如迎香穴治疗胆道蛔虫、至阴穴矫正胎位、阑尾穴治疗阑尾炎等。这种特异性往往疗效显著，可以单穴使用。

4. 腧穴的定位方法

当年学针灸，最开始就是学取穴，取穴是否准确，直接影响针灸的疗效。因此，针灸治疗，强调准确取穴，然后再去考虑用什么手段来刺激穴位。常用的腧穴定位方法有以下四种。

（1）骨度分寸定位法

是指主要以骨节为标志，将两骨节之间的长度折合为一定的分寸，用以确定腧穴位置

表 1-4 常用"骨度"分寸表

部位	起止点	折合寸	度量法	说明
头面部	前发际正中至后发际正中	12	直寸	用于确定头部经穴的纵向距离
	眉间（印堂）至前发际正中	3	直寸	用于确定前或后发际及其头部经穴的纵向距离
	第 7 颈椎棘突下（大椎）至后发际正中	3	直寸	
	眉间（印堂）至后发际正中第 7 颈椎棘突下（大椎）	18	直寸	
	前额两发角（头维）之间	9	横寸	用于确定头前部经穴的横向距离
	耳后两乳突（完骨）之间	9	横寸	用于确定头后部经穴的横向距离
胸腹胁部	胸骨上窝（天突）至胸剑联合中点（歧骨）	9	直寸	用于确定胸部任脉经穴的纵向距离
	胸剑联合中点（歧骨）至脐中	8	直寸	用于确定上腹部经穴的纵向距离
	脐中至耻骨联合上缘（曲骨）	5	直寸	用于确定下腹部经穴的纵向距离
	两乳头之间	8	横寸	用于确定胸腹部经穴的横向距离
	腋窝顶点至第 11 肋游离端（章门）	12	直寸	用于确定胁肋部经穴的纵向距离
背腰部	肩胛骨内缘（近脊柱侧点）至后正中线	3	横寸	用于确定背腰部经穴的横向距离
	肩峰缘至后正中线	3	横寸	用于确定肩背部经穴的横向距离
上肢部	腋前、后纹头至肘横纹（平肘尖）	9	直寸	用于确定上臂部经穴的纵向距离
	肘横纹（平肘尖）至腕掌（背）侧横纹	12	直寸	用于确定前臂部经穴的纵向距离
下肢部	耻骨联合上缘至股骨内上髁上缘	18	直寸	用于确定下肢内侧足三阴经穴的纵向距离
	胫骨内侧髁下方至内踝尖	13	直寸	
	股骨大转子至腘横纹	19	直寸	用于确定下肢外后侧足三阳经穴的纵向距离（臀沟至腘横纹相当 14 寸）
	腘横纹至外踝尖	16	直寸	用于确定下肢外后侧足三阳经穴的纵向距离

的方法。不论男女、老少、高矮、胖瘦，均可按一定的骨度分寸在其自身测量。现时采用的骨度分寸是以《灵枢·骨度》所规定的人体各部的分寸为基础，结合历代医家创用的折合分寸而确定的。常用的"骨度"分寸见表1-4和图1-6。记得大学刚学腧穴课时，老师们讲完后，男生一个屋，女生一个屋，各自两两相互点穴。谁都希望自己的同伴能瘦一点，这样骨性标志明显，容易找到穴位。

（2）体表解剖标志定位法

是以人体解剖学的各种体表标志为依据来确定腧穴位置的方法，俗称自然标志定位法。可分为固定的标志和活动的标志两种。

1）固定的标志 指各部位由骨节和肌肉所形成的突起、凹陷、五官轮廓、发际、指（趾）甲、乳头、肚脐等，是在自然姿势下可见的标志。可以借助这些标志确定腧穴的位置。如腓骨小头前下方1寸定阳陵泉，足内踝尖上3寸处胫骨内侧缘后方定三阴交，眉头定攒竹，脐中旁开2寸定天枢等。

2）活动的标志 指各部的关节、肌肉、肌腱、皮肤随着活动而出现的空隙、凹陷、皱纹、尖端等，是在活动姿势下才会出现的标志。据此亦可确定腧穴的位置。如在耳屏与下颌关节之间微张口呈凹陷处取听宫；下颌角前上方约一横指当咀嚼时咬肌隆起，按之凹陷处取颊车等。

（3）手指同身寸定位法

是指依据患者本人手指所规定的分寸来量取腧穴的定位方法，又称"指寸法"。常用

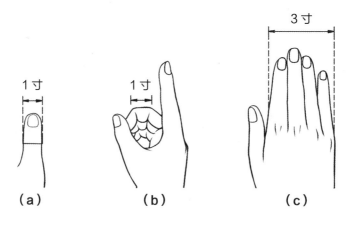

（a）　　　　　　（b）　　　　　　（c）

图1-6 手指同身寸定位法

的手指同身寸有以下 3 种。

1）拇指同身寸　以患者拇指的指间关节的宽度作为 1 寸 [图 1-6（a）]。

2）中指同身寸　以患者中指中节桡侧两端纹头（拇、中指屈曲成环形）之间的距离作为 1 寸 [图 1-6（b）]。

3）横指同身寸　令患者将示指、中指、环指和小指并拢，以中指中节横纹为标准，其四指的宽度作为 3 寸 [图 1-6（c）]。四指相并名曰"一夫"；用横指同身寸量取腧穴，又名"一夫法"。

（4）简便定位法

是临床中一种简便易行的腧穴定位方法。如立正姿势，手臂自然下垂，其中指端在下肢所触及处为风市；两手虎口自然平直交叉，一手示指压在另一手腕后，高骨的上方，其示指尽端到达处取列缺等。此法是一种辅助取穴方法。

5. 特定穴

十四经穴中，有一部分腧穴被称为"特定穴"。为什么叫特定穴呢？不是因为它长得特别，而是因为其特殊的性能和治疗作用。特定穴是针灸临床最常用的经穴，我虽然从事针灸工作 20 多年了，但是一些穴位老是不用，就慢慢记不清了。但是特定穴就不会，越用越有感觉，越用越有心得。对于读者来说也一样，掌握特定穴，对于针灸临床选穴基本上就够用了。

前人根据穴位不同的分布特点、含义和治疗作用，将特定穴分为"五输穴""原穴""络穴""郄穴""下合穴""背俞穴""募穴""八会穴""八脉交会穴"和"交会穴"等十类。

（1）五输穴

十二经脉中的每一经脉分布在肘、膝关节以下的五个特定腧穴，即"井 (Jing-Well point)、荥 (Ying-Spring point)、输 (Shu-Stream point)、经 (Jing-River point)、合 (He-Sea point)"穴，称"五输穴"，简称"五输"。五输穴从四肢末端向肘膝方向依次排列。古人把十二经脉气血在经脉中的运行比作自然界之水流，认为具有由小到大、由浅入深的特点，大家可能不太懂"井、荥、输、经、合"的意思。所以我特意把英文的译文标了出来 Well、Spring、Stream、River、Sea。"井"，意为谷井，喻山谷之泉，是水之源头，井穴分布在指或趾末端，为经气初出之处。"荥"，意为小水，喻刚出的泉水微流，荥穴分布于掌指或跖趾关节之前，为经气开始流动之处。"输"，有输注之意，喻水流由小到大，由浅渐深，输穴分布于掌指或跖趾关节之后，其经气渐盛。"经"，意为水流宽大通畅，经穴多位于腕、踝关节以上之前臂、胫部，其经气盛大流行。"合"，有汇合之意，喻江河之水汇合入海，合穴位于肘膝关节附近，其经气充盛且入合于脏腑。《灵枢·九针十二原》指出："所出为井，所溜为荥，所注为输，所行为经，所入为合。"是对五输穴经气流注特点的概括。五输穴与五行相配，故又有"五行输"之称。

十二经的五输穴是最常用穴位，临床上我们必须清楚地记住它，尤其适用于子午流注及五行生克补泻。想要记住穴位，莫过于背歌诀，我把大学时的歌诀改改给大家。当时觉得我能记住经络走行和穴位含义、功用、位置，没必要背歌诀。等到工作以后才知道，背诵歌诀有它的独到之处，穴位和经络有一段时间用不到，你会把很多东西忘掉，重新记忆很麻烦，但是歌诀就不同，只要你稍微复习一下就能够很快捡起来。

肺少鱼际与太渊，经渠尺泽穴相连，商阳二间与三间，阳溪曲池大肠牵。

胃经厉兑与内庭，陷谷解溪三里随，脾经隐白与大都，太白商丘阴陵泉。

心经少冲少府荥，神门灵道少海寻，少泽前谷与后溪，阳谷小海小肠经。

膀胱至阴接通谷，束骨昆仑与委中，涌泉然谷与太溪，复溜阴谷肾所宜。

中冲劳宫心包络，大陵间使合曲泽，三焦关冲液门渚，支沟之上为天井。

大敦行间太冲看，中封曲泉属于肝，足窍阴穴侠溪胆，临泣阳辅与阳陵。

（2）原穴、络穴

十二脏腑原气输注、经过和留止于十二经脉的部位，称为原穴 (Yuan-Primary point)，又称"十二原"。"原"含本原、原气之意，是人体生命活动的原动力，为十二经之根本。十二原穴多分布于腕踝关节附近。阴经的原穴与五输穴中的输穴，实为一穴，即所谓"阴经以输为原"。阳经之原穴位于五输穴中的输穴之后，也就是阳经有单独的原穴。

十五络脉从经脉分出处各有一腧穴，称之为络穴 (Luo-Connecting point)，又称"十五络穴"。"络"，有联络、散布之意。十二经脉各有一络脉分出，故各有一络穴。十二经脉的络穴位于四肢肘膝关节以下，任脉络穴鸠尾位于上腹部，督脉络穴长强位于尾骶部，脾之大络大包穴位于胸胁部。

原穴和络穴经常一起配穴使用，所以我们也编了一个原络穴的歌诀，供大家使用。

肺原太渊络列缺，大肠合谷偏厉穴，胃原冲阳络丰隆，脾原太白公孙且。

心原神门络通里，小肠腕骨支正别，膀胱京骨络飞扬，肾原太溪大钟添。

心包大陵络内关，三焦阳池外关穴，胆原丘墟光明络，肝原太冲蠡沟填。

脾之大络是大包，任络鸠尾督长强。

（3）郄穴

十二经脉和奇经八脉中的阴跷、阳跷、阴维、阳维脉之经气深聚的部位，称为"郄穴" (Xi-Cleft point)。"郄"有空隙之意。郄穴共有十六个，多数用于急症，除胃经的梁丘之外，都分布于四肢肘膝关节以下。十二经脉各有一个郄穴，阴阳跷脉及阴阳维脉也各有一个郄穴，合而为十六郄穴。临床上郄穴用于治疗本经循行部位及所属脏腑的急性病症。阴经郄穴多治血证，如孔最治咳血、中都治崩漏等。阴经郄穴多治急性疼痛，如颈项痛取外丘，胃脘疼痛取梁丘等。此外，当某脏腑有病变时，又可按压郄穴进行检查，可作协助诊断之用。有歌诀如下。

肺郄孔最大温溜，脾郄地机胃梁丘。

心郄阴郄小养老，膀胱京门肾泉求。

心包郄门焦会宗，肝郄期门胆外丘。

阳维脉阳交，阴维筑宾居。

阳跷走跗阳，阴跷交信毕。

（4）背俞穴、募穴

脏腑之气输注于背腰部的腧穴，称为"背俞穴"，又称为"俞穴"。"俞"，发音同"输"（shu），有转输、输注之意。六脏六腑各有一背俞穴，共十二个。俞穴均位于背腰部足太阳膀胱经第一侧线上，大体依脏腑位置的高低而上下排列，并且就用脏腑名字命名，所以也没有必要背歌诀了。背俞穴不但可以治疗与其相应的脏腑病症，也可以治疗与脏腑相关的五官九窍、皮肉筋骨等病症。如肝俞既能治疗肝病，又能治疗与肝有关的目疾、筋脉挛急等病；肾俞既能治疗肾病，也可治疗与肾有关的耳鸣、耳聋、阳痿及骨病等。

脏腑之气汇聚于胸腹部的腧穴，称为"募穴"，又称为"腹募穴"。"募"，有聚集、汇合之意。六脏六腑各有一募穴，共十二个。募穴均位于胸腹部有关经脉上，其位置与其相关脏腑所处部位相近。募穴主治性能与背俞穴有共同之处。募穴可以单独使用，也可与背俞穴配合使用，即谓之"俞募配穴"。同时俞募二穴也可相互诊察病症，作为协助诊断的一种方法。有歌诀如下。

大肠天枢肺中府，小肠关元心巨阙，膀胱中极肾京门，脾募章门胃中脘，肝募期门胆日月，三焦石门心包募，胸前膻中觅深浅。

（5）下合穴

六腑之气下合于手足三阳经的腧穴，称为"下合穴"，又称"六腑下合穴"。下合穴共有六个，其中胃、胆、膀胱的下合穴位于本经，大肠、小肠的下合穴同位于胃经，三焦的下合穴位于膀胱经。有歌诀如下。

上下巨虚大小肠，膀胱委中胃三里，三焦委阳胆阳陵。

（6）八会穴

指脏、腑、气、血、筋、脉、骨、髓等精气聚会的八个腧穴，称为八会穴。八会穴分散在躯干部和四肢部，其中脏、腑、气、血、骨之会穴位于躯干部；筋、脉、髓之会穴位于四肢部。凡与此八者有关的病症均可选用相关的八会穴来治疗。另外，《难经》又说"热病在内者，取其会之气穴也"，所以八会穴还能治疗某些热病。八会穴的歌诀如下。

脏会章门腑中脘，气会膻中血膈俞，筋会阳陵脉太渊，骨会大杼髓绝骨。

（7）八脉交会穴

十二经脉与奇经八脉相通的八个腧穴，称为"八脉交会穴"，又称"交经八穴"。八脉交会穴是金元时期窦汉卿得于宋子华之手，又称"窦氏八穴"，均位于腕踝部的上下。具体交会情况如下，我们可以按照其联络交通的部位治疗相关疾病。

公孙通冲脉、内关通阴维脉：合于心、胃、胸。

临泣通带脉、外关通阳维脉：合于目锐眦、耳后、颊、颈、肩。

后溪通督脉、申脉通阳跷脉：合于目内眦、颈项、耳、肩。

列缺通任脉、照海通阴跷脉：合于肺系、咽喉、胸膈。

公孙配内关治疗胃、心、胸部病症和疟疾，后溪配申脉治疗内眼角、耳、项、肩胛部位病症及发热恶寒等表证，外关配足临泣治疗外眼角、耳、颊、颈、肩部病症及寒热往来证，列缺配照海治疗咽喉、胸膈部位病症及肺病和阴虚内热等。

明代刘纯《医经小学》卷三载有八脉交会穴的歌诀：

公孙冲脉胃心胸，内关阴维下总同；

临泣胆经连带脉，阳维目锐外关逢；

后溪督脉内眦颈，申脉阳跷络亦通；

列缺任脉行肺系，阴跷照海膈喉咙。

（8）交会穴

两经或数经相交会的腧穴，称为"交会穴"。交会穴多分布于头面、躯干部。交会穴很多，我就不一一介绍了，交会穴除了能够治疗本经疾病以外，也治疗相交会的经络疾病。

五、经络的作用

经络系统在中医理论中是相对独立的，我们针灸科的人经常说研究针灸的人懂中医，但研究中医的人不一定懂针灸。为什么把经络独立出来呢？不仅仅因为它有独一无二的循行路线，主要是因为它有不可替代的作用。这种作用使它能够在整个中医理论系统中独树一帜，而且使它被西方医学广泛承认。在普通西方人眼里，针灸几乎是中医的代名词，而针灸的作用也是通过经络系统实现的。让我们来简单认识一下中医眼里经络的作用和西医眼里经络的作用。

（一）中医眼里经络的作用一：联系脏腑、沟通内外

《灵枢·海论》指出："夫十二经脉者，内属于腑脏，外络于肢节。"人体的五脏六腑、四肢百骸、五官九窍、皮肉筋骨等组织器官，之所以能保持相对的协调与统一，完成正常的生理活动，是依靠经络系统的联络沟通而实现的。经络中的经脉、经别与奇经八脉、十五络脉，纵横交错、入里出表、通上达下，联系人体各脏腑组织；经筋、皮部联系肢体筋肉皮肤；浮络和孙络联系人体各细微部分。这样，经络就将人体串联成了一个统一的有机整体。

简单地说，人有各个器官组织，有头有躯干四肢，有五脏六腑，但这要协调一致，成为"一个人"，需要依靠经络的联络沟通作用。还是举城市的例子，一栋栋房子，中间没有道路，就是一个个独立的孤岛，有了道路的联系，才能成为一个城市。

（二）西医眼里经络的作用一：调节组织器官，使人体功能趋于正常

针刺对人体各系统许多器官和组织具有明显的调整作用，有些调整作用具有双向性，可使人体功能由不正常恢复正常。这方面的报道不计其数，现在很多科研或者文章数据都值得商榷，我就我和我的同事在针灸治疗各个系统疾病方面做的研究汇报给大家，这里不仅有大量的临床研究，而且在临床研究的基础上，我们又进一步进行实验设计，从动物实验上又得到了不同角度的验证。毕竟是我所亲历或是亲眼所见的，真实性毋庸置疑。

1. 针刺可调整心血管系统功能

我们通过电针足三里穴，观察对大鼠肠缺血再灌注 (I/R) 引起的急性心肌损伤的作用。发现电针足三里穴能显著减轻大鼠肠缺血再灌注后心肌损伤，其保护机制可能与电针足三

里穴升高血浆 DA、降低血浆 TNF-α 和心肌组织 MPO 及 MDA、清除氧自由基、减轻炎性反应有关。

我们通过针刺常态下及药物干预后的家犬模型，发现针刺在改善心率变异性方面有良好的作用。其作用主要依赖完整的自主神经功能，即通过调节自主神经的均衡性来改善心率变异性，另外可能还有体液等其他因素的参与。针刺对心率的调节作用是双向、良性的调整作用，是借助机体自身的组织结构与机能，恢复原来的平衡。

2. 对肝脏的保护作用

我们还通过电针脓毒症大鼠的足三里穴，发现电针足三里穴能改善脓毒症大鼠肝组织缺血，抑制脂质过氧化，减轻肝组织水肿和功能损害，和针刺非穴位比较有明显差异。

3. 针刺治疗呼吸系统方面的疾病

我们科用拔罐加穴位注射治疗慢性支气管炎急性发作 90 例，取穴大椎、双肺俞、双肾俞。其中痊愈 63 例，显效 23 例，好转 3 例，无效 1 例。有效率达 98.89%。以本法治疗慢性支气管炎急性发作，获效快，疗效高，且有一定的预防作用。

4. 针刺对消化系统的调整作用

我们通过电针足三里治疗失血 40% 血容量的大鼠，发现电针足三里能显著降低血浆一氧化氮水平，提高胃动素 (MTL) 含量，改善失血大鼠早期口服补液时胃排空率，对胃动力有明显的促进作用。另外在临床上对 96 例腹部手术后肠麻痹患者分为募 - 合配穴组 44 例、俞 - 合配穴组 52 例，观察针刺治疗肠麻痹的疗效。结果两种配穴方法都取得了良好的效果，但俞 - 合配穴组效果优于募 - 合配穴组。

我们对胃肠病患者针灸前后血生化指标及血清蛋白谱进行检测。结果与治疗前比较，针灸可使胃肠病患者甘油三酯出现降低趋势；发现针灸治疗对胃肠病有明显效果，其效果可能与改善血清中两种差异蛋白有关。为此，我们又观察电针梁门穴治疗大鼠实验性胃溃疡。结果表明：电针能抑制胶原纤维的过度增生而利于溃疡的愈合；改变了病理状态下胃黏膜 PG 含量，从而起到对胃黏膜的保护作用；升高胃组织的 SOD 含量以阻止胃黏膜组织的进一步损伤和促进损伤的胃黏膜修复；使红细胞 C3B 受体花环率增高，以增强免疫功能，从而提高机体的防病抗病能力。

我们将 68 例急性胰腺炎患者随机分为治疗组 (30 例) 和对照组 (38 例)。对照组予以抗感染、抑制胰腺分泌、改善微循环、胃黏膜保护剂治疗；治疗组在此基础上予以电针治疗，穴取足三里、上巨虚、公孙、太冲、悬钟，每日 2 次，共针刺 3 天。比较两组临床疗效，治疗组总有效率为 86.7%，优于对照组的 76.3%(P<0.05)。电针可以显著降低急性胰腺炎患者肠黏膜通透性，减少内生性炎性介质 (如 ET、TNF-α) 和血管活性物质 (如 NO) 在肠黏膜的积聚，从而减轻肠上皮细胞的坏死，保护胃肠黏膜屏障。

5. 针刺对肾与膀胱功能具有调整作用

针刺对遗尿、尿失禁、尿潴留、排尿困难等具有良好的作用。我们将 64 例广泛性子宫切除术后 7 天膀胱功能恢复不良患者，随机分成 3 组：留置尿管组 19 例、针刺三阴交组 23 例、针刺八髎穴组 22 例。重新置管，治疗 5 天后，拔除尿管，比较 3 组间尿动力学的改变及膀胱功能恢复情况。结果：术后 12 天，留置尿管组有 16 例膀胱功能未恢复，占 84.21%；三阴交组有 18 例膀胱功能未恢复，占78.26%；八髎穴组有 7 例膀胱功能未恢复，占31.82%。八髎穴组膀胱功能恢复评价与留置尿管组、三阴交组相比，差异显著(P<0.05)。结论：针灸对广泛性子宫切除术后膀胱功能障碍患者尿动力有良好的改善作用，八髎穴的疗效较好。

6. 针刺对疼痛的作用

疼痛是针灸科最常见的疾病，我们自 1987 至 1990 年，应用腕踝针疗法治疗了由多种原因引起的肢体麻木、疼痛共 458 例，其中有非器质性胸痛、肩周炎、腰腿痛、肋间神经痛、神经性头痛、肢体麻木、足跟痛、踝关节扭伤、腓肠肌痉挛等十余种麻痛证，取得满意疗效。

我们用刺络拔罐加围刺法治疗急性期带状疱疹，患者随机分为观察组和对照组，每组 30 例。观察组在疱疹局部点刺放血采样后拔罐，并在皮损局部围刺，每天 1 次，3 天后改为隔日 1 次，共治疗 1 周；对照组静脉滴注阿昔洛韦，口服维生素 B1、维生素 B12，每日 1 次，共治疗 1 周。治疗后观察组 VAS 评分、疼痛减轻时间均较对照组改善明显。

7. 针刺对神经功能的调整

对自主神经系统的影响：失眠已成为威胁公众身体健康的突出问题，针灸在治疗失眠方面具有疗效高和不良反应少的优势，我们观察针灸科门诊的 70 例失眠患者。头穴透刺法对睡眠质量、睡眠时间及睡眠效率的改善均优于常规针刺法。头穴透刺法还能明显增加睡眠总时间和深睡期时间。

对中枢神经的影响：我们将 66 例脑卒中吞咽障碍患者分为观察组和对照组，均采用常规中西医治疗及康复训练，观察组同时加用针刺治疗。治疗前后以洼田试验评分评定疗效。结果：治疗 30 天后，洼田试验评分与治疗前比较两组均有不同程度改善，且观察组疗效更明显。为此我们又用 PET(正电子发射断层扫描) 观察 6 例正常人和 6 例中风患者针刺前后的大脑细胞葡萄糖代谢并进行自身对照。结果发现针刺百会与曲鬓可以增强大脑双侧有关运动区域的代谢，但以同侧为主，同时也影响大脑的高级思维活动。电针可以激活双侧大脑与运动相关的功能区，诱导与运动相关的神经组织兴奋，补偿或协助受损神经网络的重建。

对周围神经的恢复：将 66 例周围性面瘫患者随机分成两组，治疗组 34 例和对照组 32 例。两组选用穴位相同，治疗组交替使用疏密波与断续波治疗, 对照组只采用疏密波治疗。结果与对照组相比较，治疗组总有效率明显提高 (P<0.01)，痊愈时间明显缩短 (P<0.01)。结论：在电针治疗周围性面瘫时，将疏密波和断续波交替使用效果优于单纯使用疏密波。

8. 对内分泌系统的作用

在 2002 年我出版了一部关于中药治疗肥胖的书，从此在科室里开展针灸治疗肥胖的研究，以运动饮食为基础，以中药为辅助，以针灸和埋线为主要手段治疗肥胖症，效果很好，为此我们也开展了实验研究。采用高脂高糖饮食制备营养性肥胖大鼠模型，将造模成功的 24 只肥胖大鼠随机分为模型组和电针治疗组。另选 12 只正常大鼠作为空白对照组。电针治疗组的大鼠予电针刺激双侧足三里、天枢、脾俞穴, 连续治疗 15 天，发现电针治疗组大鼠的体质量、体质量增加量和内脏脂肪量显著低于模型组 (P<0.01)，与空白对照组比较差异无统计学意义。模型组下丘脑组织中肥胖抑制素表达水平和血清中肥胖抑制素含量明显高于空白对照组；模型组下丘脑组织中肥胖抑制素表达水平与电针治疗组比较，差异亦有统计学意义。说明电针对肥胖大鼠具有良好的减肥效果，其作用机制可能与增强下丘脑组织肥胖抑制素的表达有关。

同时我们还观察了穴位埋线对单纯性肥胖大鼠摄食和脂代谢影响。结果与正常组比较，模型组血清胆固醇和低密度脂蛋白水平显著升高。埋线组大鼠经埋线干预后体质量增长为负，较模型组大鼠体质量下降明显，日摄食量明显减少且摄食稳定，血清胆固醇和低密度脂蛋白水平均下降。总结认为埋线可通过中枢调控机制，达到减肥目的，从而改善脂质代谢。

9. 对颈椎、腰椎病的作用

我们将颈椎病患者 122 例，随机分为电针疏密波组 64 例和电针连续波组 58 例，分别接受治疗，连续波组电针频率2Hz，疏密波组电针频率4/20Hz，10天为1个疗程。1～3个疗程后统计疗效。结果连续波组与疏密波组治疗效果比较差异有显著性意义。认为疏密波组疗效优于电针连续波组，疏密波组较连续波组疗程短。疏密波是电针治疗颈椎病疼痛的首选波形。

我们采用康威人体经络特性分析系统，检测分析40例腰椎间盘突出症患者的经络状况，并且进行针刺前后的对照比较。结果针刺前膀胱经和肾经原穴的伏安特性曲线异常率高于十二正经，针刺后两经的改善率也同样高于十二正经。说明腰椎间盘突出症患者的经络异常主要集中在膀胱经和肾经，针灸对腰椎间盘突出的治疗效果可能通过调整膀胱经和肾经实现。

10. 对关节炎的作用

我们应用温针治疗类风湿性关节炎（RA）患者16例的临床疗效及对血沉（ESR）、C-反应蛋白（CRP）、类风湿因子（RF）、免疫球蛋白（IgA、IgG、IgM）、血浆前列腺素 E_2（PGE_2）含量的变化等各项指标的影响。结果表明：温针治疗类风湿性关节炎有较好疗效，总有效率87.5%；治疗后晨僵、关节痛及压痛数、关节肿胀数等临床症状显著改善，双手平均握力增加。PGE_2有明显的下降，CRP治疗后与治疗前比较有显著的下降。

（三）中医眼里经络的作用二：运行气血、营养全身

经络不仅仅是道路的作用，经络里运行着气血，气血是人体生命活动的物质基础，全身各组织器官只有得到气血的营养才能完成正常的生理功能。《灵枢·本脏》指出："经脉者，所以行血气而营阴阳、濡筋骨、利关节者也。"经络是人体气血运行的通道，能将营养物质输送到全身各组织脏器，使脏腑组织得以营养，筋骨得以濡润，关节得以通利。气血不通，脏腑虚弱，关节活动不利。而针灸之所以能够治病，主要的作用机制也是疏通经络、调节气血，让气血能够顺利到达它该去的地方。

（四）西医眼里经络的作用二：针刺镇痛

中医讲"痛则不通"，所以大多数疼痛多是因为经络不通所引起的。因此针刺治疗疼痛是最被全世界所认可的作用。目前，医学界将镇痛方法分为3大类，即药物镇痛、脑内刺激镇痛和针刺镇痛。3类镇痛方法均可激活内源性镇痛物质。针刺镇痛则以其安全简便，不会破坏机体的组织，也不致引起机体其他功能的紊乱而受到医学界的重视。针刺麻醉就是在针刺具有良好镇痛作用的基础上发展起来的。现代对针刺镇痛原理的研究，主要集中

在神经和神经递质作用方面。对于外周神经，在作用机制上，针刺镇痛与外周神经电刺激有相似之处。另一方面，大量的电生理学研究结果已初步表明，中枢神经的各级水平，如脊髓、脑干、丘脑和皮层等均参与了针刺镇痛过程。总之，针刺镇痛是在针刺刺激的作用下，在机体内发生的一个从外周到中枢各级水平，涉及神经、体液等许多因素，包括致痛与抗痛这一对立、统一的两个方面的复杂的动态过程。针刺镇痛的作用机制是复杂的，虽然已获得了许多有意义的研究成果，但仍有不少问题有待于深入研究。

（五）中医眼里经络的作用三：抗御病邪、保卫机体

外邪侵犯人体由表及里，先从皮毛开始。而人体要对外抗御病邪，防止内侵，就需要散布于全身、密布于皮部的络脉发挥作用。当外邪侵犯机体时，经络首当其冲发挥其抗御外邪、保卫机体的屏障作用。如《素问·缪刺论篇》所说："夫邪客于形也，必先舍于皮毛，留而不去，入舍于孙脉，留而不去，入舍于络脉，留而不去，入舍于经脉，内连五脏，散于肠胃。"通俗地说，邪气侵犯人体，先到皮肤毛发，如果邪气没有被赶走，就会到孙脉，如果还是没有被去除，就会进一步到达络脉，然后再到经脉、到脏腑，这是外感邪气从外入内的过程，而这个过程能否中断，取决于经络之气是否充足。

（六）西医眼里经络的作用三：提高人体免疫能力，用于防病治病

针刺、火罐等治疗手段刺激经络，使经络气血通畅，正气充足，从而提高人体抗病能力，既能治疗疾病，又可预防疾病。如针刺可预防感冒、疟疾、哮喘的复发；针刺抗炎退热作用明显，可治疗多种急慢性炎症，如急慢性咽喉炎、阑尾炎、胃炎、结膜炎、中耳炎、乳腺炎等。针刺对发热者有明显的降温作用，这都是通过增强机体抗病能力实现的。

相关学者做了大量的临床和实验研究，发现针刺对细胞免疫和体液免疫均有促进或调整作用。针刺对防御免疫的影响是多方面的，机体内各种特异性和非特异性免疫抗体的增加，对于增强机体防卫抗病能力，具有非常重要的意义。

六、如何应用经络和穴位

大家了解了经络和穴位，那么怎么才能利用它来防病治病呢？大学有一门功课叫《刺法灸法学》，刺灸法包括刺法和灸法两种，主要论述刺法、灸法的理论及其具体操作技术，为针灸临床所必须掌握的知识和技能。无论刺法还是灸法均是通过刺激人体的一定部位（腧穴），以起到疏通经络、行气活血、协调脏腑阴阳等作用，从而达到扶正祛邪、治疗疾病的目的。

但是对于经络和穴位来说，单靠刺灸法来说明它的应用是不够的，首先按摩显然不能算在刺灸法里，其次气功导引也不能。还有火罐和刮痧，虽然大部分书上也是把这两者归到刺灸法中，但是火罐、刮痧还是和针刺、艾灸有很大区别的。

在这里我大概讲一下除了气功养生以外的各种治疗方法应用经络和穴位的特点和注意事项。

（一）针刺

应用针具来刺激穴位经络的效果和使用何种针具有密切关系。从古代的砭石到九针，发展到现在，针灸疗法常见的有毫针疗法、针刀疗法、耳穴疗法、水针疗法、皮肤针法、火针法、皮内针法、三棱针法等。由于篇幅所限，我在这里主要介绍最常用的毫针疗法。

1. 针刺前的准备

（1）选择针具

选择针具，应根据病人的性别、年龄、肥瘦、体质、病情、病位及所取腧穴，选取长短、粗细适宜的针具。如男性、体壮、形肥，且病位较深者，可选取稍粗稍长的毫针。反之若为女性、体弱、形瘦而病位较浅者，则应选用较短、较细的针具。临床上选针常以将针刺入腧穴应至之深度，而针身还应露在皮肤上稍许为宜。

（2）选择体位

为了使患者在治疗中有较为舒适而又能耐久的体位，既便于取穴、操作，又能适当留针，因此在针刺时必须选择好体位。临床常用的有仰靠坐位、俯伏坐位、仰卧位、侧卧位等。对于初诊、精神紧张或年老、体弱、病重的患者，有条件时应取卧位，以避免发生晕针等意外事故。

2. 刺法

（1）进针法

在针刺时，一般用右手持针操作，称"刺手"，左手爪切按压所刺部位或辅助针身，称"押手"。具体方法有以下几种。

①单手进针法。即用刺手的拇、示指持针，中指指端紧靠穴位，中指指腹抵住针身下段，当拇、示指向下用力按压时，中指随势屈曲将针刺入，直刺至所要求的深度。此法用于短毫针进针（图1-7）。

②夹持进针法。用消毒后的左手拇、示二指持捏针尖部，夹住针身下端，将针尖固定在腧穴表面，右手捻动针柄，将针刺入腧穴，此法适用于长针的进针（图1-8）。

③舒张进针法。用左手示、拇指将所刺腧穴部位的皮肤向两侧撑开，使皮肤绷紧，右手持针，使针从左手拇、示二指的中间刺入。此法主要用于皮肤松弛部位的进针（图1-9）。

④提捏进针法。用左手拇、示二指将针刺部位的皮肤捏起，右手持针，从捏起的上端将针刺。此法主要用于皮肉较薄的部位的进针，如印堂穴等（图1-10）。

⑤指切进针法。又称爪切进针法，用左手拇指或示指端切按在腧穴位置旁，右手持针，紧靠左手指甲面将针刺入。此法适宜于短针的进针（图1-11）。

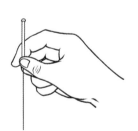

图1-7 单手进针法　　　　　　　　　**图1-8 夹持进针法**

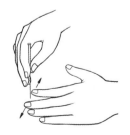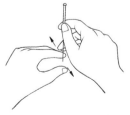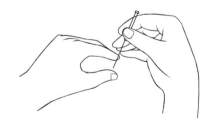

图1-9 舒张进针法　　　　　　　　　**图1-10 提捏进针法**

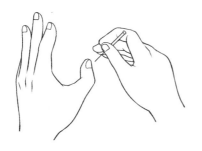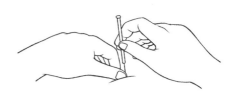

图 1-11 指切进针法

（2）针刺的角度和深度

在针刺过程中，掌握正确的针刺角度、方向和深度，是增强针感、提高疗效、防止意外事故发生的重要环节。同一腧穴，由于针刺角度、方向、深度的不同，所产生的针感强弱、方向和疗效常有明显差异。对天突、哑门、风府等穴及眼区，胸背和重要脏器如心、肝、肺等部位的腧穴，尤其要注意掌握好针刺角度和深度。

①角度指进针时的针身与皮肤表面所形成的夹角。它是根据腧穴所在位置和医者针刺时所要达到的目的结合而定。一般有下面几种。

直刺：针身与皮肤表面呈 90° 角左右垂直刺入。此法适用于大部分腧穴。

斜刺：针身与皮肤表面呈 45° 角左右倾斜刺入。此法适用于肌肉较浅薄处或内有重要脏器或不宜于直刺、深刺的穴位。

平刺：即横刺、沿皮刺。是针身与皮肤表面呈 15° 角左右沿皮刺入。此法适用于皮薄肉少的部位，如头部的腧穴。

②深度指针身刺入人体内的深浅程度。一般来说，身体瘦弱者宜浅刺，身强体肥者宜深刺。阳证、新病宜浅刺，阴证、久病宜深刺。头面和胸背及皮薄肉少处宜浅刺，四肢、臀、腹及肌肉丰满处宜深刺。

（3）行针与得气

行针是指将针刺入腧穴后，为了使之得气而施行的各种针刺手法。得气也称针感，是指将针刺入腧穴后所产生的经气感应。当产生得气时，医者会感到针下有沉紧的感觉，同时患者也会在针下有相应的酸、麻、胀、重感，甚或沿着一定部位，向一定方向扩散传导的感觉。若没有得气，则医者感到针下空虚无物，患者亦无酸、胀、麻、重等感觉。

临床上一般是得气迅速时，疗效较好；得气较慢时效果就差；若不得气，则可能无效。

《金针赋》也说"气速效速,气迟效迟"。

行针手法分为基本手法和辅助手法两类。

①基本手法有以下两种。

提插法:是将针刺入腧穴的一定深度后,使针在穴内进行上下进退的操作方法。把针从浅层向下刺入深层为插;由深层向上退到浅层为提(图1-12)。

捻转法:是将针刺入腧穴的一定深度后,以右手拇指和中、示二指持住针柄,进行一前一后来回旋转捻动的操作方法(图1-13)。

以上两种手法,既可单独应用,也可相互配合运用,可根据情况灵活运用。

②辅助手法。是针刺时用以辅助行针的操作方法,常用的有以下几种。

循法:针刺不得气时,可以用循法催气。其法是医者用指顺着经脉的循行路径,在腧穴的上下部轻柔地循按。《针灸大成》指出:"凡下针,若气不至,用指于所属部分经络之路,上下左右循之,使气血往来,上下均匀,针下自然气至沉紧。"说明此法能推动气血,激发经气,促使针后易于得气(图1-14)。

弹法:针刺后在留针过程中,以手指轻弹针尾或针柄,使针体微微振动,以加强针感,助气运行。《素问·离合真邪论》有"弹而努之"之法,其后《针灸问对》亦说:"如气不行,将针轻弹之,使气速行"。本法有催气、行气的作用(图1-15)。

刮法:毫针刺入一定深度后,经气未至,以拇指或示指的指腹,抵住针尾,用拇指、示指或中指指甲,由下而上频频刮动针柄,促使得气。《素问·离合真邪论》有"抓而下之"之法;姚止庵注云:"抓,以爪甲刮针也。"本法在针刺不得气时用之可以激发经气,如已得气者可以加强针刺感应的传导与扩散(图1-16)。

摇法:针刺入一定深度后,手持针柄,将针轻轻摇动,以行经气。《针灸问对》有"摇以行气"的记载。摇法有二,一是直立针身而摇,以加强得气感应;一是卧倒针身而摇,使经气向一定方向传导(图1-17)。

飞法:针后不得气者,用右手拇、示两指扶持针柄,细细捻搓数次,然后张开两指,一搓一放,反复数次,状如飞鸟展翅,故称飞法。《医学入门》载:"以大指、次指捻针,连搓三下,如手颤之状,谓之飞。"本法的作用在于催气、行气,并使针刺感应增强。

震颤法:针刺入一定深度后,右手持针柄,用小幅度、快频率的提插、捻转手法,使针身轻微震颤。本法可促使针下得气,增强针刺感应(图1-18)。

　　毫针行针手法以提插、捻转为基本操作方法，并根据临证情况，选用相应的辅助手法。如刮法、弹法，可应用于一些不宜施行大角度捻转的腧穴；飞法，可应用于某些肌肉丰厚部位的腧穴；摇法、震颤法，可用于较为浅表部位的腧穴。通过行针基本手法和辅助手法

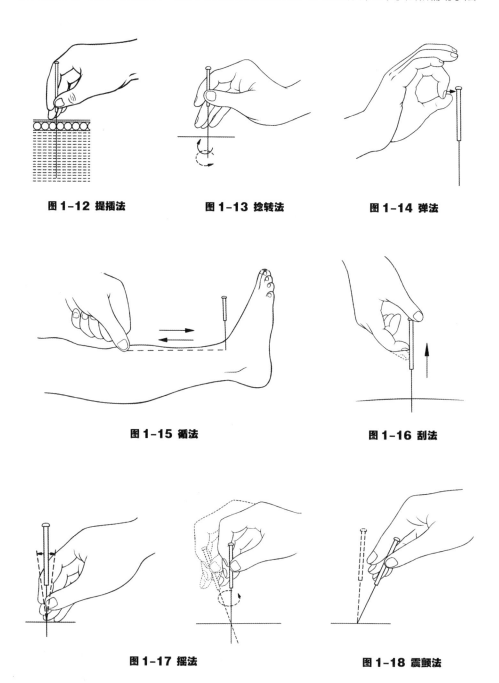

图 1-12 提插法　　　　　图 1-13 捻转法　　　　　图 1-14 弹法

图 1-15 循法　　　　　　　　　　　图 1-16 刮法

图 1-17 摇法　　　　　　　图 1-18 震颤法

的施用，主要促使针后气至或加强针刺感应，以疏通经络、调和气血，达到防治疾病的目的。

（4）针刺补泻

针刺补泻是根据《灵枢·经脉》中"盛则泻之，虚则补之，热则疾之，寒则留之，陷下则灸之"的理论原则而确立的两种不同的治疗方法，是针刺治病的一个重要环节，也是毫针刺法的核心内容。

补法是泛指能鼓舞人体正气、使低下的功能恢复旺盛的方法。泻法是泛指能疏泄病邪、使亢进的功能恢复正常的方法。针刺补泻就是通过针刺腧穴，采用适当的手法激发经气以补益正气、疏泄病邪而调节人体脏腑经络功能，促使阴阳平衡而恢复健康。

3. 异常情况的处理及预防

（1）晕针

【原因】患者精神紧张、体质虚弱、饥饿疲劳、大汗大泄大出血后，或体位不当，或医者手法过重而致脑部暂时缺血。

【现象】患者突然出现精神疲倦、头晕目眩、面色苍白、恶心欲呕、多汗、心慌、四肢发冷、血压下降、脉象沉细或神志昏迷、仆倒在地、唇甲青紫、二便失禁、脉微细欲绝。

【处理】首先将针全部取出，使患者平卧，头部稍低，注意保暖，轻者在饮温开水或糖水后即可恢复正常；重者在上述处理的基础上，可指掐或针刺人中、素髎、内关、足三里，灸百会、气海、关元等穴，必要时应配合其他急救措施。

【预防】对于初次接受针刺治疗和精神紧张者，应先做好思想工作，消除顾虑；选择舒适持久的体位（尽可能采取卧位），取穴不宜太多，手法不宜过重；对于过度饥饿、疲劳者，不予针刺。留针过程中，医者应随时注意观察病人的神色，询问病人的感觉，一旦出现晕针先兆，可及早采取处理措施。

（2）滞针

【原因】患者精神紧张。针刺入后，局部肌肉强烈收缩，或因毫针刺入肌腱，行针时捻转角度过大或连续进行单向捻转而使肌纤维缠绕针身。

【现象】进针后，出现提插捻转及出针困难。

【处理】嘱患者消除紧张状态，使局部肌肉放松。因单向捻转而致者，需反向捻转。如属肌肉一时性紧张，可留针一段时间，再行捻转出针。也可以按揉局部，或在附近部位加刺一针，转移患者注意力，随之将针取出。

【预防】对精神紧张者，先做好解释工作，消除紧张顾虑，进针时避开肌腱，行针时捻转角度不宜过大，更不可单向连续捻转。

（3）弯针

【原因】医者进针手法不熟练，用力过猛，或碰到坚硬组织；留针中患者改变体位；针柄受到外物的压迫和碰撞及滞针未得到及时正确的处理。

【现象】针身弯曲，针柄改变了进针时刺入的方向和角度，提插捻转及出针均感困难，患者感觉疼痛。

【处理】如系轻微弯曲，不能再行提插捻转，应慢慢将针退出；弯曲角度过大时，应顺着弯曲方向将针退出；如因患者改变体位而致，应嘱患者恢复原体位，使局部肌肉放松，再行退针，切忌强行拔针。

【预防】医生进针手法要熟练，指力要轻巧，患者体位要舒适，留针时不得随意改变体位，针刺部位和针柄不能受外物碰撞和压迫，如有滞针及时正确处理。

（4）断针

【原因】针具质量欠佳，针身或针根有剥蚀损坏；针刺时，针身全部刺入；行针时，强力捻转提插，肌肉强烈收缩或患者改变体位；滞针和弯针现象未及时正确处理。

【现象】针身折断，残端留在患者体内。

【处理】嘱患者不要紧张，不要乱动，以防断端向肌肉深层陷入。如断端还在体外，可用手指或镊子取出；如断端与皮肤相平，可挤压针孔两旁，使断端暴露在体外，用镊子取出；如针身完全陷入肌肉，应在 X 线下定位，用外科手术取出。

【预防】认真检查针具，对不符合质量要求的应剔除不用。选针时，针身的长度要比准备刺入的深度长 5 分。针刺时，不要将针身全部刺入，应留一部分在体外。进针时，如发生弯针，应立即出针，不可强行刺入。对于滞针和弯针，应及时正确处理，不可强行拔出。

（5）血肿

【原因】针尖弯曲带钩，使皮肉受损或针刺时误伤血管。

【现象】出针后，局部呈青紫色或肿胀疼痛。

【处理】微量出血或针孔局部小块青紫，是小血管受损引起，一般不必处理，可自行消退。如局部青紫较重或活动不便者，在先行冷敷止血后再行热敷，或按揉局部，以促使局部瘀血消散。

【预防】仔细检查针具，熟悉解剖部位，避开血管针刺。

4. 针刺注意事项

（1）过于饥饿、疲劳、精神高度紧张者，不行针刺。体质较弱者，刺激不宜过强，并尽可能采取卧位。

（2）怀孕三个月以下者，下腹部禁针。三个月以上者，上下腹部、腰骶部及一些能引起子宫收缩的腧穴如合谷、三阴交、昆仑、至阴等均不宜针刺。月经期间，如月经周期正常者，最好不予针刺。月经周期不正常者，为了调经可以针刺。

（3）小儿囟门未闭时，头顶部腧穴不宜针刺。此外因小儿不能配合，故不宜留针。

（4）避开血管针刺，防止出血；常有自发性出血或损伤后出血不止的患者不宜针刺。

（5）皮肤有感染、溃疡、瘢痕或肿瘤的部位不宜针刺。

（6）防止刺伤重要脏器。《素问·诊要经终论》说："凡刺胸腹者，必避五脏。"

①针刺眼区腧穴，要掌握一定的角度和深度。不宜大幅度提插捻转或长时间留针，以防刺伤眼球和出血。

②背部第十一胸椎两侧，侧胸（胸中线）第八肋间，前胸（锁骨中线）第六肋间以上的腧穴，禁止直刺、深刺，以免刺伤心、肺。尤其对肺气肿患者，更需谨慎，防止发生气胸。

③两胁及肾区的腧穴，禁止直刺、深刺，以免刺伤肝、脾、肾脏。尤以肝脾肿大患者，更应注意。

④对于胃溃疡、肠粘连、肠梗阻患者的腹部和尿潴留患者的耻骨联合区，必须注意针刺的角度、深度。如刺法不当，也可能刺伤胃肠道和膀胱，引起不良后果。

⑤针刺颈部及背部正中线第一腰椎以上的腧穴，如进针角度、深度不当，易误伤延髓和脊髓，引起严重后果。针刺这些穴位至一定深度如患者出现触电感向四肢或全身放散，应立即退针，忌捣针。

（二）艾灸

《医学入门·针灸》载："药之不及，针之不到，必须灸之。"所以灸法是一种独特的不可替代的疗法。灸法最适宜于保健，也适宜在家中使用。教材上说："灸法主要是借灸火的热力给人体以温热性刺激，通过经络腧穴的作用，以达到防治疾病目的的一种方法。"但是，我本人觉得这不是很全面，仅仅是温热的刺激吗？如果是这样我换一种材料可不可以呢？

灸法一般都选用艾叶作为主要灸料。艾草属菊科多年生草本植物，我国各地均有生长。选用干燥的艾叶，捣制后除去杂质，即可制成纯净细软的艾绒，晒干贮藏，以备应用。艾叶气味芳香，辛温味苦，容易燃烧，火力温和。最主要的是它有壮阳气、散寒气的作用，这才是艾作为灸法原料的原因。

《孟子》中有一句："七年之病，求三年之艾。"被历来的艾灸专家和爱好者们奉为经典。七年之病，指的是大病、难治之病，三年之艾，指的是三年以上的陈艾。也就是说对于大病、重病，要用三年以上的陈艾来进行艾灸治疗才会起到好的作用。这一句话同样说明，灸法能够治疗疾病，不单纯是依靠其温热作用，和"艾"这种灸料的性质有密切关系。

1. 灸法的作用

（1）温经散寒

灸法具有温经散寒的功能。《素问》记载："北方者……风寒冰冽……脏寒生满病，其治宜灸。"临床上常用于治疗寒凝血滞、经络痹阻所引起的寒湿痹痛、痛经、闭经、胃脘痛、寒疝腹痛、泄泻、痢疾等。

（2）扶阳固脱

《扁鹊心书》记载："真气虚则人病，真气脱则人死，保命之法，灼艾第一。"可见阳气下陷或欲脱之危证，皆可用灸法，以扶助虚脱之阳气。临床上多用于治疗脱证和中气不足、阳气下陷而引起的遗尿、脱肛、阴挺、崩漏、带下、久泄、久痢、痰饮等。

（3）消瘀散结

《灵枢·刺节真邪》记载："脉中之血，凝而留止，弗之火调，弗能取之。"气为血帅，血随气行，气得温则行，气行则血亦行。灸能使气机通畅，营卫调和，故瘀结自散。所以临床常用于治疗气血凝滞之疾，如乳痈初起、瘰疬、瘿瘤等。

（4）防病保健

《扁鹊心书》说："人于无病时，常灸关元、气海、命门、中脘，虽未得长生，亦可保百年寿也。"说明了经常艾灸可以防病延年。《医说·针灸》也说："若要安，三里莫要干。"说明艾灸足三里有防病保健作用，可以激发人体的正气，增强抗病的能力，使人精力充沛，长寿不衰。

2. 灸法的种类

灸法种类很多，常用灸法见表1-5。

表 1-5 灸法的种类

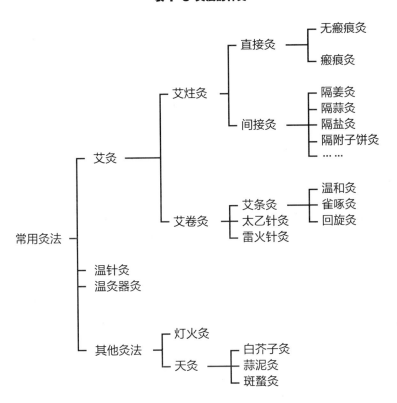

（1）艾炷灸

艾炷灸是将纯净的艾绒，放在平板上，用手搓捏成大小不等的圆锥形艾炷（见图 1-19），置于施灸部位点燃而治病的方法。常用的艾炷大小不等，小如麦粒，大的如莲子。艾炷灸又分直接灸与间接灸两类。

①直接灸：是将大小适宜的艾炷，直接放在皮肤上施灸的方法（见图 1-20）。因为是把艾炷直接放在腧穴所在的皮肤表面点燃施灸，故又称为着肤灸、着肉灸。若施灸时需将皮肤烧伤化脓，愈后留有瘢痕者，称为瘢痕灸；若不使皮肤烧伤化脓，不留瘢痕者，称为无瘢痕灸。

瘢痕灸一般先将所灸腧穴部位，涂以少量的大蒜汁，以增加黏附和刺激作用，然后将大小适宜的艾炷置于腧穴上，用火点燃艾炷施灸。每壮艾炷必须燃尽，除去灰烬后，方可继续易炷再灸，待规定壮数灸完为止。施灸时由于艾火烧灼皮肤，因此可产生剧痛，此时可用手在施灸腧穴周围轻轻拍打，借以缓解疼痛。在正常情况下，灸后 1 周左右，施灸部位化脓形成灸疮，5~6周后，灸疮自行痊愈，结痂脱落后而留下瘢痕。因此，施灸前必须征求患者同意后，方可使用本法。临床上常用于治疗哮喘、肺痨、瘰疬等慢性顽疾。

无瘢痕灸：施灸时先在所灸腧穴部位涂以少量的凡士林，以使艾炷便于黏附，然后将大小适宜的（约如苍耳子大）艾炷，置于腧穴上点燃施灸，当艾炷燃剩2/5或1/4而患者感到微有灼痛时，即可易炷再灸，待将规定壮数灸完为止。一般应灸至局部皮肤出现红晕而不起疱为度。因其皮肤无灼伤，故灸后不化脓，不留瘢痕。一般虚寒性疾患，均可采用此法。

②间接灸：是指用药物或其他材料将艾炷与施灸腧穴部位的皮肤隔开，进行施灸的方法，故又称隔物灸、间接灸（见图1-21）。所用间隔药物或材料很多，如以生姜间隔者，称隔姜灸；用食盐间隔者，称隔盐灸；以附子间隔者，称隔附子灸。常用的有如下几种。

隔姜灸：是用鲜姜切成直径2~3cm，厚0.2~0.3cm的薄片，中间以针刺数孔，然后将姜片置于应灸的腧穴部位或患处，再将艾炷放在姜片上点燃施灸。当艾炷燃尽，再易炷施灸。灸完所规定的壮数，以使皮肤红润而不起疱为度。此法常用于因寒而致的呕吐、腹痛及风寒痹痛等，有温胃止呕、散寒止痛的作用。

隔蒜灸：用鲜大蒜头，切成厚0.2~0.3cm的薄片，中间以针刺数孔（捣蒜如泥亦可），置于应灸腧穴或患处，然后将艾炷放在蒜片上，点燃施灸。此法多用于治疗瘰疬、肺痨及初起的肿疡等症。有清热解毒、杀虫等作用。

隔盐灸：用干燥的食盐（以青盐为佳）填敷于脐部，或于盐上再置一薄姜片，上置大艾炷施灸。此法多用于治疗伤寒阴证或吐泻并作、中风脱证等，有回阳、救逆、固脱之力。

隔附子饼灸：将附子研成粉末，用酒调和做成直径约3cm，厚约0.8cm的附子饼，中间以针刺数孔，上面再放艾炷施灸，直至灸完所规定壮数为止。此法多用于治疗命门火

图 1-19 艾炷

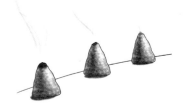

图 1-20 直接灸

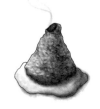

图 1-21 间接灸

衰而致的阳痿、早泄或疮疡久溃不敛等症，有温补肾阳等作用。

（2）艾卷灸

包括艾条灸、太乙针灸和雷火针灸。

太乙针灸和雷火针灸都是将药末掺入艾绒内，制作成艾条使用。只不过药方不同罢了。用的时候将太乙针或雷火针的一端烧着，用布 7 层包裹其烧着的一端，紧按于应灸的腧穴或患处，进行灸熨，针冷则再燃再熨，如此反复灸熨 7~10 次为宜。此法治疗风寒湿痹、肢体顽麻、痿弱无力、半身不遂等均有效。

艾条灸所用的艾条一般都是买来现成的，施灸时将艾条悬放在距离穴位一定高度的位置进行熏烤，不使艾条点燃端直接接触皮肤，称为悬灸，分为温和灸、雀啄灸和回旋灸。

温和灸就是将灸条的一端点燃，对准应灸的腧穴部位或患处，约距皮肤适当位置，进行熏烤（见图 1-22），使患者局部有温热感而无灼痛为宜，一般每处灸 5 ～ 10min，至皮肤出现红晕为度。

雀啄灸就是将艾条点燃的一端与施灸部位的皮肤并不固定在一定距离，而是像鸟雀啄食一样，一上一下活动地施灸（见图 1-23）。

回旋灸：施灸时，艾卷点燃的一端与施灸部位的皮肤虽然保持一定的距离，但不固定，而是向左右方向移动或反复旋转地施灸（见图 1-24）。

其实我觉得哪种方法都差不多，但是有人认为温和灸多用于灸治慢性病，雀啄灸、回旋灸多用于灸治急性病。大家可以参考。

（3）温针灸

温针灸适用于既需要留针而又适宜用艾灸的病症，将针刺入腧穴得气后并给予适当补泻手法而留针时，截取 2cm 左右艾条插在针柄上，点燃施灸（见图 1-25）。比针刺后再艾灸这种方法更加节约时间，而且可以将艾灸产生的热量，通过针导入到人体。

（4）温灸器灸

温灸器又名灸疗器，是一种专门用于施灸的器具，用温灸器施灸的方法称温灸器灸。临床常用的有温灸盒和温灸筒（见图 1-26、图 1-27）。施灸时，将艾绒，或加掺药物，装入温灸器的小筒，点燃后，将温灸器之盖扣好，即可置于腧穴或应灸部位，进行熨灸，直到所灸部位的皮肤红润为度。此法有调和气血、温中散寒的作用。一般需要灸治者均可采用。对小儿、妇女及畏惧灸治者最为适宜。

（5）其他灸法

灯火灸：又名灯草灸、油捻灸、十三元宵火，也称神灯照，是民间沿用已久的简便灸法。方法是用灯心草一根，以麻油浸之，燃着后用快速动作对准穴位，猛一接触听到"叭"的一声迅速离开，如无爆焠之声可重复1次。此法具有疏风解表、行气化痰、醒神止搐等作用，多用于治疗小儿疹腮、小儿脐风和胃痛、腹痛、痧胀等病症。

天灸：又称药物灸、发疱灸。是用对皮肤有刺激性的药物，涂敷于穴位或患处，使局部充血、起疱，犹如灸疮，故名天灸。所用药物多是单味中药，也有用复方，其常用的有白芥子灸、蒜泥灸、斑蝥灸等。白芥子灸一般可用于治疗关节痹痛、口眼㖞斜，或配合其他药物治疗哮喘等症。蒜泥灸敷涌泉穴治疗咯血、衄血，敷合谷穴治疗扁桃体炎，敷鱼际穴治疗喉痹等。斑蝥灸可治疗癣痒等症。

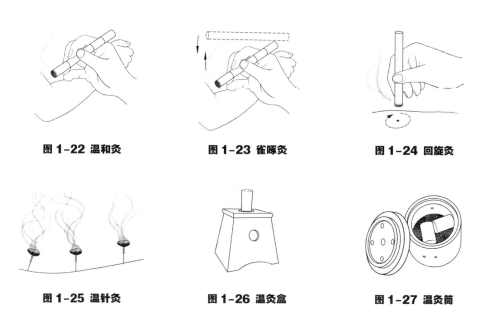

| 图1-22 温和灸 | 图1-23 雀啄灸 | 图1-24 回旋灸 |
| 图1-25 温针灸 | 图1-26 温灸盒 | 图1-27 温灸筒 |

3. 注意事项

（1）施灸的先后顺序

临床上一般是先灸上部，后灸下部，先灸阳部，后灸阴部，壮数是先少而后多，艾炷是先小而后大。

（2）施灸的补泻方法

艾灸的补泻，始载于《黄帝内经》。《灵枢·背腧》说："以火补者，毋吹其火，须自灭也。以火泻者，疾吹其火，传其艾，须其火灭也。"这是古人对施灸补泻操作方法的具体载述。

（3）施灸的禁忌

①对实热证、阴虚发热者，一般均不适宜灸疗。

②对颜面、五官和有大血管的部位及关节活动部位，不宜采用瘢痕灸。

③孕妇的腹部和腰骶部也不宜施灸。

（4）灸后的处理

施灸后，局部皮肤出现微红灼热，属于正常现象，无须处理。如因施灸过量，时间过长，局部出现小水疱，只要注意不擦破，可任其自然吸收。如水疱较大，可用消毒的毫针刺破水疱，放出水液，或用注射针抽出水液，再涂以龙胆紫，并以纱布包敷。如用化脓灸者，在灸疮化脓期间，要注意适当休息，加强营养，保持局部清洁，并可用敷料保护灸疮，以防污染，待其自然愈合。如处理不当，灸疮脓液呈黄绿色或有渗血现象者，可用消炎药膏或玉红膏涂敷。

此外，施灸时应注意艾火勿烧伤皮肤或衣物。用过的艾条、太乙针等，应装入小口玻璃瓶或筒内，以防复燃。

（三）推拿

推拿，又称按摩、按蹻等，是医者运用各种手法作用于患者体表的特定部位或穴位，以调节机体的生理、病理状态，从而达到防病治病目的的一种物理疗法。至今在我国很多地区还沿用按摩这一名称。推拿是人类最古老的一种医疗方法，可以说它与人类的历史同样悠久。

推拿有不同的分类方法，比如根据对象的不同有成人推拿和小儿推拿。在针灸中是不存在这种分类的，因为小儿推拿比较特殊，不仅是手法独特，推拿的穴位和部位与成人也大不一样。根据目的不同可以分为治疗推拿、保健推拿、运动推拿。前两者不用多说，运动推拿是用于体育运动中的推拿按摩，它通过对神经、循环、运动等系统的作用，帮助运动员调节竞技状态、促进体力恢复、提高运动能力。它又分为运动前推拿、运动中推拿、运动后推拿。还有根据部位不同分为脊柱推拿、足底按摩、头面部按摩等。

1. 推拿的作用

舒筋活络，解痉止痛。运动损伤后，造成的肌肉、肌腱、韧带和软组织的急性损伤，可发出疼痛的信号。另外，损伤的组织还可产生炎性渗出、肿胀等病理变化，如果治疗不及时、不彻底，这些都可因局部出血、水肿、机化而产生粘连，从而引起慢性疼痛和局部运动受限，加重疼痛和肌肉的紧张度。这样又可在周围组织引起继发性疼痛病灶，形成恶性疼痛链，不管是原发病灶，还是继发病灶均会刺激、压迫神经末梢和毛细血管，并进一步加重"不通则痛"的病理变化。推拿按摩是解除肌肉紧张和治疗肌腱及韧带损伤等疾患的有效方法。它不但能减轻损伤的症状，而且能医治损伤的根源，因为通过推拿的手法，能加强局部的血液循环，改善局部的代谢功能。另外将紧张或痉挛的肌肉、肌腱被动拉长，从而达到治疗的目的。

理筋正骨，整形复位　如果说舒筋活络、解痉止痛这个作用，对于其他治疗方法比如针灸同样也可以达到，那么理筋正骨、整形复位这个作用，只有用推拿才可以完成。在运动训练和比赛中，最常见的是因过于强大的外力，使骨、关节脱位而导致肌腱、韧带滑脱，或肌肉痉挛及软组织损伤。医生运用推拿按摩中的牵引、归合复位的手法，可使脱位的关节整复，错开的骨缝合拢。用压、迫、提、晃等手法，使滑脱的肌腱、韧带理正，嵌顿的滑膜退出。用手法解除肌肉痉挛，修复拉伤的肌肉，以消除局部的疼痛和病理状态，使损伤的组织得以修复。除了突然的外力损伤会造成"筋出槽，骨错缝"以外，慢性的劳损同样会造成肌腱和韧带的痉挛、扭转、滑脱，从而导致与之相联系的骨骼和关节的解剖位置的改变，这些病理性的解剖位置变化，都需要推拿手法的整复。

祛瘀生新，平衡阴阳　推拿可以促使毛细血管扩张，改善血液循环，消除堆积在肌肉、组织内的代谢产物，从而改善局部的营养供应，通过调节体内代谢达到消除疲劳的目的。另外，在保健按摩中，通过一些轻的手法作用于人体的头、颈及四肢的肌肉，以改善局部组织的代谢和使传入中枢神经系统的信息逐渐减少，同时还对大脑皮质的活动起抑制作用，从而提高人体的睡眠质量，达到消除疲劳、恢复体能的目的。大量事实已证明，将推拿手法作用于机体，可使周身气血流畅，阴阳调和，脏腑机能旺盛，经络疏通，就可以达到扶正祛邪的作用。在实践中，我们观察到经常按摩面部等穴位可预防感冒，经常搓、推脊柱两侧，可增强机体的抗病能力。这就是推拿按摩的保健作用。

2. 推拿手法要求

对于推拿来说，最重要的也是最特别的就是手法。用手或肢体的其他部分，按各种特定的技巧动作在体表操作的方法称为推拿手法。其形式有多种，包括用手指、手掌、手背、肘等部分进行操作，所谓手法，以手为主，法是方法，是法则，是有一定规范和技术要求的技巧动作。所以，严格地说，不讲技巧的简单动作不能称之为"法"。

手法有很多种类，但手法总的要求只有八个字：持久、有力、均匀、柔和。其中美容按摩更强调均匀和柔和。

"持久"是指术者在临床治疗过程中，按摩时作用的力量要持久，因此需要强调技巧和力量的平均使用。因为按摩只有持续作用一段时间才能起到"深透"和"渗透"的作用。

"有力"是指按摩手法在临床应用中，要具备一定的力度，力量是治疗各种不同疾病使之恢复的最重要因素之一。现代社会物质丰富，营养充足，体形肥胖或肌肉发达者比比皆是。对体胖、患病深而重或患病时间较长的病人，需要较大的力度，术者力量不足，在施治中力量不平均，不会达到预期的治疗目的。

"均匀"是指在临床施治中，对不同部位不同的手法均需要一定的力量，如力量不足，功底不厚，缺乏耐力，在手法操作过程中，就会出现节奏不均匀，力量脱节不平衡，动作紊乱，使患者产生不适的感觉，甚至心情烦躁。如具备力量、耐力和过硬的基本功，在治疗中，使动作频率有节奏而协调，不存在时快时慢，用力要稳、准、妥，不可忽轻忽重，要保持手法动作的连贯性。

"柔和"是指在临床应用过程中，手法动作的节奏协调、持久，耐力和力量要平衡，不能粗暴、生硬。手法有力不是指用粗暴的蛮力，有些人认为推拿治病只要有力气就行，甚至认为力气越大越好。因此，在治疗中动作生硬粗暴，把病人搞得痛苦不堪，这种认知是片面的。只有动作柔和，才能使患者在整个按摩过程中有安全感和舒适感。柔和而有力是按摩手法、技巧和力量的完美体现。

3. 推拿十法

治病主要靠手法技巧，按摩的手法繁多，在这里只介绍常见易学的手法，而最重要的扳法，涉及正骨，往往不是靠书本学得的，需要老师手把手地教，学生不断实践体会。主要有摩法、按法、揉法、推法、拿法、擦法、点法、抹法、捏法、击法。推拿手法的优劣和熟练程度及如何适当地运用，对治疗效果有直接的影响。因此，推拿医生必须熟练地掌握推拿手法及其临床应用。

（1）摩法

用手掌掌面或示、中、环指指面附着于一定部位上，以腕关节连同前臂进行环形、有节律地抚摩，称为摩法。以掌抚摩称掌摩法，以指抚摩者称指摩法（见图 1-28）。

[动作要领]术者端坐位，沉肩、垂肘，肘关节微屈，腕关节放松，掌面朝下。操作时掌、指着力部位随腕关节连同前臂做盘旋活动，用力要自然，平稳均匀，动作缓和协调，摩动频率为 30~120 次／min。

[临床应用]临床应用本法时，根据操作时用力的大小、缓急与方向的不同，可起到或补或泻的作用，故有"缓摩为补、急摩为泻"之说。按摩的方向分为：顺时针为补，逆时针为泻，顺逆各半为平补平泻。摩法的刺激缓和舒适，临床应用时常配合揉法、推法、按法等。

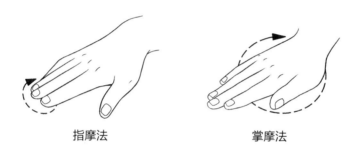

指摩法　　　　　　　　掌摩法

图 1-28 摩法

（2）按法

用指、掌根等部位按压一定部位或穴位，由轻而重逐渐用力，按而留之，称为按法。根据施术部位的不同，分为指按法、掌根按法（见图 1-29）。

[动作要领]拇指按法以拇指指峰、螺纹面或整个指面按压某一经络或穴位。以拇指指峰按压又称指针法。一般在穴位上按时，拇指不移动，仅按压之力有所增减；但在经络上按压时，则要循经络路线进行缓慢的螺旋形的移动。

掌根按法用掌根、鱼际或全掌着力按压一定部位或穴位。

屈指按法用拇指或示指或中指的第一指间关节的屈曲突起部分，点按一定部位或穴位。

[临床应用]按法是一种刺激性较强的手法，常与揉法相结合使用，组成"按揉"复合手法，拇指按法的特点是接触面较小，刺激的强弱容易控制调节，对全身各部的经络穴位都可应用。按于不同的穴位，可收到不同的疗效。掌按法的特点是接触面积大、刺激缓和，适用于治疗面积大且较为平坦的部位，如腰背部等。屈指按法适用于肌肉较薄的骨缝处。

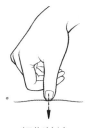 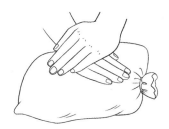

拇指按法 掌根按法

图 1-29 按法

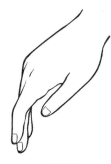 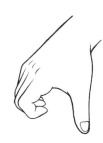

中指揉法 拇指揉法

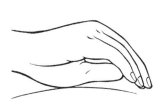 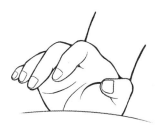

大鱼际揉法 掌根揉法

图 1-30 揉法

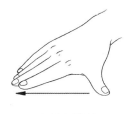 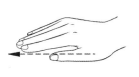 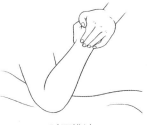

拇指平推法 掌平推法 肘平推法

图 1-31 平推法

（3）揉法

用手掌大鱼际、小鱼际、掌根或手指螺纹面着力吸定于一定部位或穴位上，带动该处的皮下组织，一起做轻柔和缓的环旋转动，称为揉法。可适用于全身各部（见图 1-30）。

[动作要领] 总的要领是吸定施治部分，用力轻快柔和，均匀深透不可下压，也不可漂浮，时间要持久。

掌揉法用掌根部着力于治疗部位或穴位上，手腕放松，以腕关节连同前臂做小幅度的回旋活动。压力宜轻柔，揉动频率一般为 60~160 次／min。

鱼际揉法以大鱼际或小鱼际吸定于治疗部位或穴位上，手腕充分放松，大鱼际揉时腕关节呈外摆运动，小鱼际揉时腕关节呈内摆运动。揉动频率一般为 60~200 次／min。

指揉法用拇指或中指指面或示、中、环指指面轻按在某部位或穴位上，做轻柔、小幅度的环旋揉动。揉动频率一般为 60~120 次／min。

[临床应用] 揉法是推拿临床常用手法之一，常和按法、捏法等结合使用，特点是轻快柔和、均匀深透。通过揉动带动皮下组织形成内摩擦，在组织深层产生温热作用。其中，鱼际揉法最轻柔。掌揉多用于腰背、胸腹等部位，指揉法用于各个穴位。

（4）平推法

用指、掌、鱼际平稳地着力于一定部位或穴位上，进行单方向的直线推动，称为平推法。平推法是脊背按摩术的基本手法，按照常用程度可依次分为掌推、大鱼际推、小鱼际推、指推等（见图 1-31）。

[动作要领] 总的要领是用力平稳，着力部分附着肌肤，推进速度缓慢，自然呼吸，动作协调，肩肘放松。

拇指平推法以拇指面着力，其余四指分开助力，按经络循行或肌纤维平行方向推进。在推进过程中，可在重点治疗部位或穴位上做缓和按揉动作。

掌平推法五指并拢并微屈，全掌用力紧贴于治疗部位上，进行直线推动。需增大压力时，可用另一手重叠推进。

肘平推法推者屈肘，以鹰嘴突出部着力，向一定方向推进。肘部着力点要紧压皮肤，用力要均匀深透，移动缓慢。

[临床应用] 平推法在临床应用时，一般均需在施术部位上涂抹少许冬青膏、凡士林或麻油等，以起润滑、导热作用。平推法具有温热深透作用，能舒通经络、行气活血。根

据施术部位的不同，所起的作用也不同。

拇指平推法可适用于肩背、腰臀。掌平推法刺激较为缓和，适用于面积较大的部位，如腰背。肘平推法多用于体形肥胖者，尤以背脊部、腰臀部、大腿部等部位多用。颈部及督脉多用拇指或三指平推法。

（5）拿法

用大拇指和示、中两指，或用大拇指和其他四指对称用力，提拿一定的部位，进行一紧一松的拿捏，称为拿法。根据临床实际应用时手指参与的多少，又被分为二指拿、三指拿、五指拿（见图1-32）。

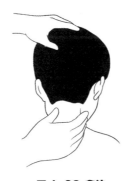

图1-32 拿法

[**操作要领**] 肩肘关节放松，手掌空虚；指腹应贴紧所拿部位或穴位。前臂不要用力，以腕关节和掌指关节协调为主。用力由轻至重，应蓄劲于内，贯注于指，做连续的一紧一松的动作。同时注意不要屈指间关节，以免掐破皮肤。

[**临床功能**] 拿法可柔可刚，刺激量有弱有强，但一般用力较大。故每次每一部位或穴位所拿时间不宜过长。二指拿适用于某一个穴位的治疗，如拿风池穴；三指拿适用于以一个或两个穴位为中心的小部位治疗，如拿肩井；五指拿适用于某个较大的部位的治疗，如拿腰肌。由于所拿部位或穴位不同，所以功用也不相同。

（6）擦法

用手掌面、大鱼际或小鱼际部分着力于一定部位上，进行直线来回摩擦，称为擦法。根据着力部位不同，有掌擦法、大鱼际擦法、小鱼际擦法3种（见图1-33）。

[**动作要领**] 擦时不论是上下方向还是左右方向，都应直线往返，不可歪斜；往返距离应拉长；着力部分紧贴皮肤，切忌强用压力，以免擦破皮肤；用力稳，动作均匀连续，

呼吸自然。一般频率为 100~120 次 / min。

掌擦法用掌面紧贴皮肤，做上下或左右方向的连续直线往返摩擦。

大鱼际擦法掌指并拢微屈成虚掌，用大鱼际及掌根部紧贴皮肤，做直线往返摩擦。

小鱼际擦法手掌伸直，用小鱼际部紧贴皮肤，做直线往返摩擦。

[临床应用] 本法摩擦力强、动作幅度大，有明显的温热感，适用于身体各个部位。其中掌擦法接触面较大，适用于肩背面积较大、较为平坦的部位。鱼际擦法接触面较掌擦法为小。小鱼际擦法接触面最小，擦时的温热度较上两法为高，多用于肩背、腰骶、臀部。

用擦法时要注意以下两点：第一，治疗部位要暴露，并涂少许润滑剂（如冬青膏、麻油、按摩乳等），以防止擦破皮肤，同时又能增高局部温度；第二，施用擦法后，在该部不应再用其他手法，否则易引起皮肤破损，故本法一般在治疗最后使用。

（7）点法

用拇指或屈曲的指间关节突起部分为着力点，按压于某一治疗点上，称为点法。它由按法演化而成，可属于按法的范畴。具有力点集中，刺激性强等特点。有拇指点法、屈拇指点法和屈示指点法三种（见图1-34）。

[动作要领] 意念集中，运气于指，点穴准确，着力适当，勿戳破皮肤。操作时前臂上抬、肘部微屈，手腕屈曲成直角，意念集中于指端，循经点击所选穴位。

[临床应用] 本法刺激性强，主要适用于腰背和四肢，具有舒筋活血、祛风散寒、通络止痛、滑利关节、镇痉、开窍之功。

（8）抹法

用单手或双手拇指螺纹面紧贴皮肤做由一点分别向两侧或双手交替的推抹样动作（见图1-35）。

[动作要领] 要求动作轻而不浮，重而不滞。

[临床应用] 常用于头面及颈项部，对头痛、眩晕等症常用本法配合治疗，同时常应用于保健美容按摩。

（9）捏法

用手指挤捏肌肉、肌腱，并连续移动的一种方法。受力部位的皮肉肌筋，在手指的不断对合转动下被捏起，在手的自然转动下又从指腹间滑脱出来，如此反复交替捏动，可使局部舒适并有温热感。此手法要连贯而有节奏，用力应均匀柔和（见图1-36）。

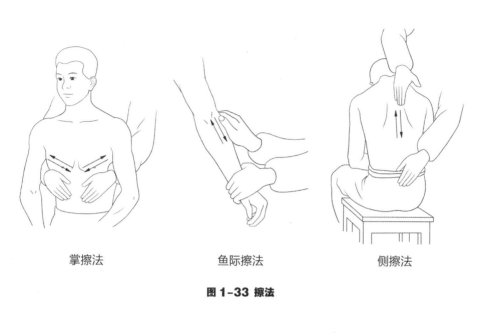

掌擦法　　　　　　　　鱼际擦法　　　　　　　　侧擦法

图 1-33 擦法

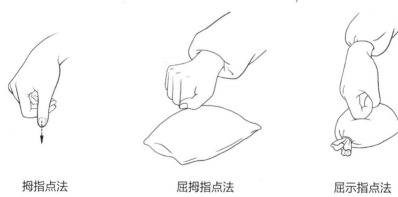

拇指点法　　　　　　　屈拇指点法　　　　　　　屈示指点法

图 1-34 点法

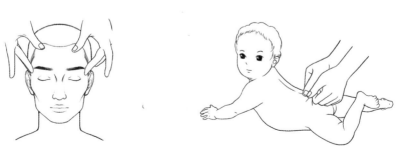

图 1-35 抹法　　　　　　　　　　　　**图 1-36 捏法**

[动作要领] 着力均匀柔和，持续连贯，中途不可停顿，不可斜行，以防动伤别经。在头颈部操作时，一般不做捻转移动，仅提捏一些腧穴。

拇、示指捏法：医者虚掌，双手示指屈曲，以示指中节背侧紧触皮肤，拇指在前与示指相对捏起皮肤，随捏随提，两手交替循序前移。

拇、示、中指捏法：医者双手拇指桡侧偏锋紧贴皮肤，与示、中两指相对捏起皮肤，随捏随提前移。

[临床应用] 捏法是一种较为柔和的手法，适用于头颈面部、脊腰及四肢。

（10）击法

常用的为指尖击法、侧击法和掌根击法（见图 1-37）。

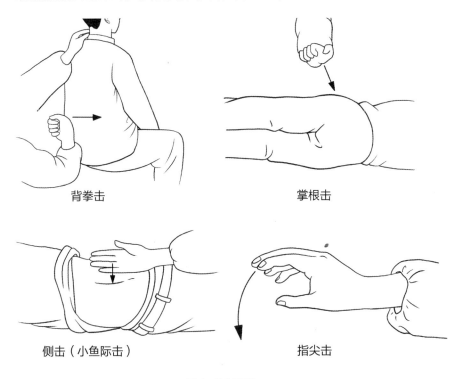

背拳击　　　　　　　　　　　掌根击

侧击（小鱼际击）　　　　　　指尖击

图 1-37 击法

[动作要领] 指尖击法：将示指、中指、环指、小指放于一个水平，用指端轻轻击打体表，如雨点下落。

侧击法：医生用双手的尺侧部交替击打患者的体表。

掌根击法：医生一手按于受治者被治疗部位，用另一手的掌根部击打按手的手背。要求力量要由轻到重，循序渐进，用力垂直下落，不可带任何角度，不能有施抽动作，动作要快速而短暂。

[临床应用] 指尖击法常用于头面部；侧击法常用于腰背及四肢部，亦可用于头部及肩部；掌根击法常用于头顶部。

4. 推拿注意事项

（1）适应证

推拿治疗疾病的范围非常广泛，它涉及伤、内、外、妇、儿、五官等各科的许多疾病，尤其在伤科中应用最广，疗效突出，现将伤科推拿的适应证介绍如下。

①间接暴力和慢性劳损引起的软组织损伤。

②直接暴力导致软组织损伤的中后期。

③骨关节细微错动。

④骨性关节炎。

⑤骨折后遗症。

（2）禁忌证

推拿虽治疗范围广泛，不良反应少，但也有一些疾病不适宜推拿治疗，现将推拿的禁忌证介绍如下。

①诊断尚不明确的急性脊柱损伤伴有脊髓损伤症状者。

②急性软组织损伤早期局部肿胀和瘀血严重者。

③传染性疾病伴急性炎症。如急性肝炎、结核病及化脓性关节炎、急性风湿性关节炎等。

④严重的心、肺疾病及身体极度衰弱经不起推拿者。

⑤各种恶性肿瘤。

⑥有出血倾向或血液病患者。如白血病、再生障碍性贫血、血友病等。

⑦手法部位有皮肤破损或皮肤病者。如烧伤、烫伤、各种溃疡性皮肤病等。

⑧未愈合的骨折、脱位在固定期间，局部不宜推拿。

⑨孕妇及产后不久，不宜在腹部和腰骶部推拿。

⑩有精神病疾患不能和医生合作者。

（3）注意事项

①辨证施法，严格操作。首先要诊断明确，辨证无误，根据病情需要选择相应的治疗

手法。各种手法必须严格按操作步骤进行，做到心中有数。

②治疗时要全神贯注。在治疗时态度要严肃认真，精力集中，认真操作，不可马虎或与旁人闲谈，并密切观察患者在治疗中的反应。

③手法力量要轻重适宜。手法力量是否得当，对治疗效果有直接影响，治疗时即使选择的手法是正确的，但由于没有掌握好手法的强度，也不能取得良好的效果。一般来说，急性损伤手法宜轻，慢性劳损手法可重一些。对慢性劳损患者，开始一两次的治疗手法宜轻，以后手法可重些。在每次的治疗中，一般来说开始手法要轻，根据病情需要逐渐加重，治疗结束前，再次施用轻柔手法。手法的轻重程度，要根据患者的病情、体质和耐受程度而定，要避免手法过重，防止加重原有的损伤。

④患者体位要安置得当。推拿前要把患者安置在合适的体位上，使患者坐卧舒适，治疗部位肌肉放松。

⑤医生要随时调整自己的姿势。一个合适的位置与步态、姿势有利于医生的发力和持久操作，随着操作手法的变换，体位也应随时调整。

⑥医生双手要保持清洁。医生必须勤剪指甲，保持双手清洁。冬天治疗时，双手要保持温暖，以免治疗部位受到凉的刺激而引起肌肉紧张。同时可选择性地应用按摩介质。

（四）拔罐

火罐就是用火排除罐内空气，造成负压，使被拔部位的皮肤充血、瘀血，起到防治疾病的目的。现在除了用火罐，还有真空抽气罐。拔罐法古代称角法，在马王堆汉墓出土的帛书《五十二病方》中已有记载，现在治疗的范围逐渐扩大，外科、内科等都有它的适应证，拔罐法具有通经活络、行气活血、消肿止痛、祛风散寒等作用，其适应范围较为广泛，一般多用于风寒湿痹、腰背肩臂腿痛、关节痛、软组织闪挫扭伤、伤风感冒、头痛、咳嗽、哮喘、胃脘痛、腹痛、痛经、中风偏枯、瘀血痹阻等。

火罐虽然也按穴位经络来使用，但是由于其面积大，所以没有必要非常精确，实际上都是按部位拔，操作简单，所以很多时候大家在家里自己就可以解决。我在这里大概介绍一下拔罐的种类，大家主要还是要记住注意事项，这个更为关键。

罐的种类很多，目前常用的罐有以下四种：竹罐、陶罐、玻璃罐、抽气罐。通常用玻璃罐，抽气罐主要是家用比较安全，还有就是有些部位用火罐不方便就用抽气罐。

1. 吸罐与取罐

（1）火吸法

利用火在罐内燃烧时产生的热力排出罐内空气，形成负压，使罐吸附在皮肤上的方法。具体有：闪火法、投火法、滴酒法、贴棉法、架火法，除闪火法外，罐内均有火，均应注意勿灼伤皮肤。起罐时，一般先用左手夹住火罐，右手拇指或示指从罐口旁边按压一下，使空气进入罐内，即可将罐取下（见图1-38）。若罐吸附力过强时，切不可用力猛拔，以免擦伤皮肤。

（2）煮罐吸法

一般选用竹罐。将竹罐放在锅内，加水煮沸，然后用镊子将罐口朝下的夹出，迅速用凉毛巾紧扪罐口，立即将罐扣在皮肤上。可根据病情需要在锅内放入适量的祛风活血药物，也称药罐法。等罐凉了之后，可同火吸法起罐。

（3）抽气吸罐法

现在市场上都有卖的，用抽气筒套在塑料杯罐活塞上，将空气抽出，使之吸拔在皮肤上（见图1-39）。起罐时将顶上的活塞轻轻一拔空气就进去了，罐自然脱落。

2. 拔罐方法

临床拔罐时，可根据不同的病情，选用不同的拔罐法，常用的拔罐法有以下几种。

（1）留罐

将罐吸附在体表后，留罐10～15min，然后将罐起下。若罐大而吸拔力强时，可适当缩短留罐的时间，以免起疱。此法是常用的一种方法，一般疾病均可应用。

（2）走罐

走罐也称推罐，即拔罐时先在所拔部位的皮肤或罐口上，涂一层凡士林等润滑油，再将罐拔住，然后，医者用右手握住罐子，按照一定方向往返推动（见图1-40)，至所拔部位的皮肤红润、充血，甚或瘀血时，将罐起下。一般用于面积较大、肌肉丰厚部位，如脊背、腰臀、大腿等部位。

（3）闪罐

闪罐即将罐拔住后，立即起下，如此反复多次地拔住起下，起下拔住，直至皮肤潮红、充血或瘀血为度，多用于局部皮肤麻木、疼痛或功能减退等疾患，可以振奋阳气。尤其适用于不宜留罐的患者，如小儿、年轻女性的面部。

（4）刺血拔罐

刺血拔罐又称刺络拔罐，即在应拔部位的皮肤消毒后，用三棱针点刺出血或用皮肤针叩打后，再将火罐吸拔于点刺的部位，使之出血，以加强刺血治疗的作用。一般刺血后拔罐留置 5 ~ 15min，多用于治疗皮肤病、扭伤、带状疱疹后遗神经痛等。

（5）留针拔罐

留针拔罐简称针罐，即在针刺留针时，将罐拔在以针为中心的部位上，5 ~ 10min，待皮肤红润、充血或瘀血时，将罐起下，然后将针起出，此法能起到针罐配合的作用（图1-41）。

3. 拔罐的注意事项

（1）拔罐时要选择适当体位和肌肉丰满的部位。若体位不当、移动、骨骼凸凹不平、毛发较多的部位，火罐容易脱落，均不适用。

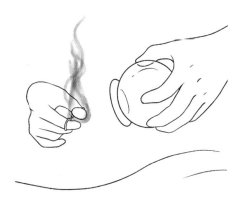

图 1-38 火吸法

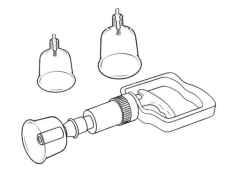

图 1-39 抽气吸罐法

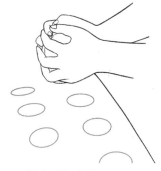

图 1-40 走罐

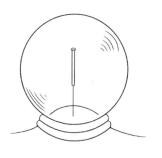

图 1-41 留针拔罐

（2）用火罐时应注意勿灼伤或烫伤皮肤。若烫伤或留罐时间太长而皮肤起水疱时，小的无须处理，仅敷以消毒纱布，防止擦破即可。水疱较大时，用消毒针将水放出，涂以龙胆紫药水，或用消毒纱布包敷，以防感染。

（3）皮肤有过敏、溃疡、水肿及心脏、大血管分布部位，不宜拔罐。高热抽搐者，以及孕妇的腹部、腰骶部位，亦不宜拔罐。

（五）刮痧

刮痧疗法就是利用边缘润滑物体（即刮具），或手指、或针具在人体体表特定的刺激部位或穴位上施以反复的刮拭、捏提、揪挤、挑刺等手法，使皮肤出现片状或点片状瘀血（或出血）的刺激反应（即痧痕），以达到疏通经络、解表排毒、退热解痉、开窍醒神、扶正祛邪、调节脏腑、恢复生理平衡、祛除疾病为目的的一种外治疗法。

刮痧始于石器时代，是在砭石的基础上演变、改进而发展起来的一种有效的物理刺激疗法，长期广泛流传和应用于民间，是祖国医学的重要组成部分。此法具有操作简便、易学易懂、适应证广、疗效显著的特点，在防病治病、保健强身中发挥着越来越大的作用。

刮痧疗法民间用于治疗痧症，故称"刮痧"。其实，刮痧非只治痧证，而可治疗内外各科诸多疾病。"痧"的含义有二：一是指身体内在的病理性（阳性反应）反应的"痧"，谓之"痧象"，其主要特征是痧点和局部酸胀感。二是指刮痧刺激后表现在体表的"痧"，谓之"痧痕"，"痧痕"是指通过刮治，皮肤便会对这种刺激产生各种各样的反应，主要是颜色（肤色）和形态的变化。

1. 作用机制

刮痧可以刺激皮部、经络、穴位等特定部位，使皮下充血，毛细血管扩张，汗腺开泄，汗出通畅，秽浊的邪气由体内宣泄，把阻滞经络的病邪排出体外，使病变的脏腑、组织、器官得到充分营养，促进新陈代谢，气血畅达，使全身阴阳平衡，脏腑机能恢复协调。

刮痧疗法属外治法之一，是通过施治于人体的体表皮部来达到治病的目的。传统的针灸医家在应用经络诊治疾病时，重点是取相应经脉的穴位，而刮痧疗法则重在穴位的皮部，它代表的并不是一个点，而是一个面，确切地说是一个立体的部位。通过诊察皮部以确定反应的穴位。刮痧疗法作用面积大，往往不是一个穴位，而是线和面，是几个腧穴的综合效应，所以皮部是刮痧疗法的着眼点。

十二皮部是经络机能活动反映于体表的部分。皮为一身之躯壳，居人体最外层，所以是机体卫外的屏障，又为病邪出入之门户。在病理上，外邪（邪气）可以通过皮部而深入络脉、经脉，以至脏腑；而内脏有病，也可以通过经脉、络脉反映至皮部。一方面根据刮治后皮肤出现的痧痕反应，可以帮助诊断和判断疾病的轻重与预后；另一方面又可利用经络的传导作用进行治疗。

2. 刮痧疗法的功用

（1）发汗解表、清热解毒

通过刮治病人体表皮肤，使皮肤出现充血现象及毛细血管扩张，腠理得以开泄，可以将充斥于体表病灶、经络、穴位乃至深层组织器官的风寒、痰湿、瘀血、火热、脓毒等各种邪气从皮毛透达于体外，自汗而解，从而达到祛除邪气、邪去正安、其病自愈的目的。同时，由于运用刮痧、挑痧、放痧等综合手法的刺激，使体内邪气透达于体表，最终排出体外，故而清除了体内之瘀热、病毒，达到了清热解毒、祛痰解痉、软坚散结的目的。

（2）舒筋活络、消肿止痛

通过刮治所产生的良性刺激下的神经反射作用，使局部毛细血管扩张充血，甚至破裂，一方面祛除邪气，廓清经络；另一方面又使局部和相应脏器组织的血流量增加，使内部经脉得以通畅，气血得以加速运行，邪退而肿消，络通而痛止，从而达到"祛邪通络、活血化瘀、舒筋活络、消肿止痛"的目的。

（3）温经散寒、行气活血

寒则气凝，瘀则气滞，气行则血行，气滞则血瘀。由于寒、气、血三者互为因果，从而形成气滞血瘀之病变。由于刮治良性刺激的神经反射作用，促进血液循环的加速，使人体气血得以畅通，从而达到行气活血的治疗作用。由于刮痧面积宽，因刮治刺激作用使局部产生热效应，通过皮肤感受器和经络传导使相应的内脏器官组织产生兴奋过程，使体内寒邪得以排出体外，从而达到"温经散寒、行气活血止痛"的治疗功效。

（4）调和阴阳、改善脏腑功能

中医认为，阴阳失调，百病丛生，"阴平阳秘，精神乃治"。刮痧，对机体是一种良性刺激。通过皮肤感受器的反射途径传导到神经中枢，加强大脑皮质对身体各部分的调节功能，又可使局部皮肤相对应的内脏及组织代谢加强，促进机体功能恢复，从而促进人体阴阳的相对平衡，使疾病逐渐痊愈。当气血凝滞或经脉空虚时，刮治的刺激还可以引导营、卫之气运行输布，鼓动经脉气血滋养脏腑组织器官，加强祛除病邪之力。当脏腑经脉气机逆乱、升降失常时，可通过穴位或相应部位的刮治，引导气机恢复正常，从而达到健脾开胃、调和气血、改善脏腑功能的目的。

3. 刮具与刮法

（1）常用刮具

目前医疗部门常用的刮具是动物角质刮板，如羚羊角、水牛角等，尤以水牛角常用，有市售成品。具体规格要根据刮拭的部位，制成不同的边和弧度及不同的厚薄、大小不一的刮板。在刮痧时，术者右手持刮板，在特定的部位上，边蘸介质、边刮抹，至皮肤出现"痧痕"（局部潮红、紫红或紫黑色瘀斑，或小点状紫红色疹子）为度。

用手指代刮具。手指相对用力，做捏、挤、提、点、按等动作也是一种刮痧方式，称为撮痧法。

此外还有木质、竹质、硬币等器具也可以作为刮具。

（2）介质

为减少刮痧时的阻力，避免皮肤擦伤和增强疗效，施术时要选用适当的介质。

液体：通常用冷开水、温开水、白酒、植物油，如芝麻油、菜籽油、豆油、香油等。

固体：常用的有凡士林、面霜、板油等。

药剂：采用中药提炼浓缩调配而成，具有活血化瘀作用。如用当归、红花、川芎、桃仁、乳香、没药等制成油剂具有活血化瘀之功。

4. 操作方法

（1）术前准备

放松：术前令患者休息 10min 左右，做到身心放松。

消毒：施术部位用热毛巾擦洗干净，再进行常规消毒。刮具也要进行煮沸消毒或高压蒸汽消毒，或用 1：100 新洁尔灭溶液消毒。

体位：根据治疗部位采取舒适的体位，并尽量将治疗部位暴露于外。当病人疲劳时，可以让其做完一种体位的刮痧后，休息数分钟后再进行刮治。

（2）选穴

选准穴位或经络、皮部。不过，因刮痧的面积宽，不至于像针灸时要求那么严，而是经、穴不离面，在其中即可，但是也不能离之过偏。

（3）操作与要求

①以右手拿刮具，灵活地运用腕力和臂力，切忌蛮力。刮具的钝缘与皮肤之间的角度以 45° 为宜，不可成推、削之势。

②刮治时用力要均匀、适中，由轻到重（不可忽轻忽重），以患者能忍受为度。刮拭面尽量拉长。刮痧时要顺着一个方向刮，不要来回刮，皮下出现微紫红或紫黑痧点、斑块即可。

③对于疾病的治疗，一般都要一边蘸取介质，一边刮拭，边蘸边刮，直至出现痧痕。一般刮处皮肤呈现紫黑色时为病重，应多刮；如刮处皮肤鲜红或不易刮出痧痕为病轻，应少刮。初次刮痧，不可强求出痧，不明显也可以。

④保健刮痧多轻刮，可以不用介质。

⑤一般刮治数分钟后，凡有病源之处，其体表刮拭皮肤会出现痧痕（红紫或黑紫色的痧点、痧斑），刮出的痧痕一般 3 ~ 7 天后才会消失。有痛感无痧痕则无病灶。在刮治 2 至 3 天内刮拭部位仍会有痛感，这是正常反应。

⑥治疗完毕之后，让病人休息一会儿，再饮用一些白开水，即会感到异常轻松和舒畅。

（4）刮痧的顺序与方向

①刮拭顺序：刮拭经络腧穴的一般顺序是从上到下、由内到外、从左到右。

②刮拭方向：应反复按同一方向刮拭，不要来回刮拭。同一方向是：由上而下、由内到外、由左到右。

（5）刮痧时间

用泻刮或平补平泻手法进行刮痧，每个部位一般刮拭时间为 3 ~ 5min 以内；用补刮手法每个部位刮拭时间为 5 ~ 10min。通常一个患者，选 3 ~ 5 个部位。对一些不出痧或出痧较少的患者，不可强求出痧。此时，还应根据患者的年龄、体质、病情、病程及刮痧的施术部位而灵活掌握刮拭时间。对于保健刮痧无严格的时间限制，以自我感觉满意、舒服为原则。两次刮痧的时间需间隔 3 ~ 6 天，以皮肤上痧退（即痧斑完全消失）为准。一般 3 ~ 5 次为一疗程。

（6）刮痧后的处理

刮痧后一般不需进行特殊处理。用干净手纸或毛巾将刮拭部位刮痧疏经活血剂拭干即可。亦可用手掌在刮拭部位进行按摩，使活血剂被皮肤充分吸收，可增加疗效。刮痧出痧后最好让患者饮一杯温开水（最好为淡糖盐水），休息 15 ~ 20min 即可离开。

5. 刮痧注意事项

（1）适应证

凡针灸按摩适用之疾病均可以用刮痧治疗。

①内科：便秘、失眠、郁证、肥胖、神经衰弱、面瘫、贫血、消化道溃疡、胃下垂等。

②妇科：月经不调、崩漏、闭经、痛经、带下病、盆腔炎、更年期综合征等。

③皮肤科：痤疮、过敏性皮炎、荨麻疹、皮肤瘙痒症、黄褐斑、脂溢性皮炎等。

④眼科：睑腺炎、睑缘炎、泪囊炎、近视等。

⑤五官科：鼻炎、慢性咽炎、口疮、牙痛等。

⑥保健美容：皮肤保健、减肥、养神、促进消化、增强新陈代谢。

（2）禁忌证

①孕妇的腹部、腰骶部，妇女的乳头禁刮。

②有出血倾向的疾病如白血病、血小板减少等需慎刮（即只能用轻手法刮拭，不要求出痧）。

③皮肤高度过敏，皮肤病如皮肤上破损溃疡，疮的疮头，新鲜或未愈合的伤口，或外伤骨折处禁刮。

④久病年老、极度虚弱、消瘦者需慎刮（即只能用轻手法保健刮拭）。

⑤病人患有重度的心脏病出现心力衰竭者，肾脏病出现肾功能衰竭者，肝硬化腹水者的腹部，全身重度浮肿者，禁忌刮痧。

⑥大血管显现处禁用重刮，可用棱角避开血管用点按轻手法刮拭。下肢静脉曲张、下肢浮肿的患者，刮拭方向应从下向上刮拭，用轻手法。

⑦醉酒、过饥、过饱、过渴、过度疲劳者禁刮，以免出现晕刮现象。

（3）注意事项

①前一次刮痧部位的痧斑未退之前，不宜在原处进行再次刮拭出痧。再次刮痧时间需间隔 3 ~ 6 天，以皮肤上痧退为标准。

②刮痧治疗时应注意室内保暖，尤其是在冬季应避寒冷与风口。夏季刮痧时，应避免风扇直接吹刮拭部位。若有晕刮者，应停止刮痧，让其平卧，休息片刻。若不缓解可指按百会、内关、涌泉等腧穴。

③刮痧后，患者应休息片刻，适量饮用温开水或姜汤。刮痧出痧后 30min 以内忌洗凉水澡。

④冬季或天气寒冷时刮痧时间宜稍长，夏季或天气热时则刮痧时间宜缩短。

分 论

下面一一介绍十二正经和奇经八脉，以及十二正经和任督二脉的穴位和部分奇穴。对此，我也犹豫了很久，是把所有的361个十四经穴都介绍了？还是就介绍临床常用的穴位？最终我觉得本书并不是教材，自己对361个穴位也不是每个都有体会，这本书的目的，也是让中医爱好者对穴位能有个粗浅的认识。临床上不常用的穴位也没有必要介绍，如果大家需要深入研究，可以找大学教材。在这里我只对临床上常用的穴位，尤其是我自己心里有深刻体会的穴位进行介绍。实际上，掌握了这些穴位，已经足够使用了。作为一个一直从事针灸工作20余年的临床医生，其实我自己对有些穴位也很少用，甚至从来没有用过，所以我想中医爱好者们看这本书，学习经络穴位已经足够了。

一、十二经脉及其腧穴

（一）手太阴肺经

虽然说十二正经循环往复，如环无端，但是总有个开始。肺经就是十二正经的起点，所以有"肺朝百脉"之说。古时候摸脉，要摸好多地方，不是单单摸桡动脉就可以了。后来为了方便起见，大部分情况下，单单从肺经上的"寸口脉"来判断疾病，有一部分也是因为肺经是十二正经起点的缘故。

【经脉循行】

《灵枢·经脉》："肺手太阴之脉，起于中焦，下络大肠，还循胃口，上膈属肺。从肺系，横出腋下，下循臑内，行少阴、心主之前，下肘中，循臂内上骨下廉，入寸口，上鱼，循鱼际，出大指之端。其支者：从腕后，直出次指内廉，出其端。"

手太阴肺经起始于中焦，下行联络于大肠，绕回来后经胃口处，穿行过横膈，属于肺，经"肺系"横行出腋下，向下循行经上臂内侧，在手少阴经和手厥阴经的前方，再向下至肘窝处，经前臂内前缘，进入至寸口，然后沿鱼际，经其边缘，从拇指内侧末端出。其支脉：从腕后列缺处分出，一直沿示指内侧至指端出（见图2-1）。

【主治概要】

肺经有11个穴位，主治咳、喘、咯血、咽喉痛等与肺脏有关的疾患，以及经脉循行经过部位的其他病症。肺司呼吸，主一身之气，外与皮毛相合，上与咽喉相通。肺为娇脏，恶寒畏火。其病机是肺气的宣降失常，肺失清肃。肺与脾、肾、大肠的关系密切，与大肠互为表里。

【本经腧穴】

1. 中府（LU 1） 肺之募穴

【定位】在胸外上方，前正中线旁开6寸，平第一肋间隙处（见图2-2）。

【主治】①咳嗽，气喘，胸痛；②肩背痛。

【体会】向外斜刺或平刺0.5～0.8寸，不可向内深刺，以免伤及肺脏，引起气胸。中府穴我常常用来按摩或者拔罐，针刺很少用，因为它是肺的募穴，所以主要是用来治疗咳嗽气喘，但是因为在胸前，要是针刺的话需要暴露，容易着凉，所以大多数患者拔火罐，

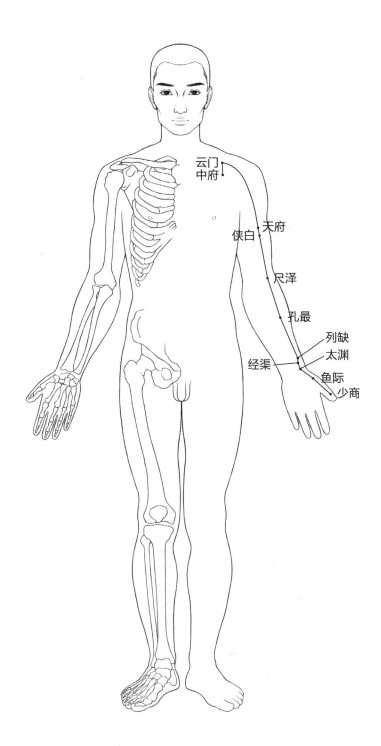

云门
中府

天府
侠白

尺泽

孔最

列缺
太渊
经渠
鱼际
少商

图 2-1 手太阴肺经脉循行示意图

后可以用红外线照射，效果良好。另外中府穴也可以用于自我保健，用对侧的中间三指，轻轻按摩，提高呼吸系统的抵抗力。如果是容易感冒或者哮喘、慢性支气管炎患者都可以按照这种方法，每天按揉中府穴 3min。

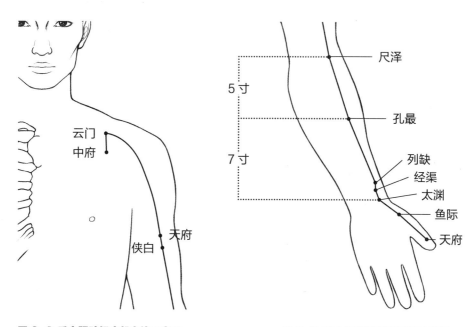

图 2-2 手太阴肺经肩部穴位示意图　　　　　　**图 2-3 手太阴肺经臂部穴位示意图**

2. 尺泽（LU 5） 合穴

【定位】在肘横纹中，肱二头肌腱桡侧凹陷处（见图 2-3）。

【主治】①咳嗽、气喘、咳血、咽喉肿痛等肺疾；②急性吐泻，中暑，小儿惊风。

【体会】直刺 0.8～1.2 寸，或点刺出血，尤其用于治疗急性咽喉肿痛及急性吐泻、中暑、小儿惊风等。 尺泽穴我用得不多，需要提出的是，点刺放血时一般找的是尺泽穴附近的血络或是静脉，而不是正好尺泽穴处。另外尺泽穴还有一个特殊用法，就是能够治疗急性胃肠炎。如果出现急性胃肠炎，可以在尺泽处按揉、针刺、放血，都可以取得一定疗效。

3. 孔最（LU 6） 郄穴

【定位】尺泽穴与太渊穴连线上，腕横纹上 7 寸处（见图 2-3）。

【主治】①咳血，咳嗽，气喘，咽喉肿痛；②前臂痉挛疼痛；③痔。

【体会】直刺 0.5～1 寸。孔最我用得很多，多用于咳嗽较重较急的患者。前两个月，我治疗一个证券公司的经理，患者咳嗽已3个月，还是每晚咳嗽咳醒，极其痛苦。治疗时，我沿着肺经寻找反应点，到孔最穴时，有明显的压痛，局部摸上去很饱满，针刺后针感明显。行泻法，留针40min，治疗了1次症状就明显改善，治疗5次后痊愈。

4. 列缺（LU 7） 络穴；八脉交会穴（通于任脉）

【定位】桡骨茎突上方，腕横纹上1.5寸，当肱桡肌与拇长展肌腱之间（见图2-3）。简便取穴法：两手虎口自然平直交叉，一手示指按在另一手桡骨茎突上，指尖下凹陷中是穴。

【主治】①咳嗽，气喘，咽喉肿痛；②头痛、齿痛、颈部僵硬、口眼歪斜等头项疾患。

【体会】向上斜刺0.5～0.8寸。列缺这个穴位我的体会较深，这是我很早就开始用的穴位。因为它位置特殊，取穴方法特殊，名字特殊，又是特定穴，大家一定要记清楚了。列缺的针感不是很强，我记得大学时刚刚学会针刺，就用列缺体会过针感，有微微的酸胀感，为了加强针感，我就用"刮"法，用示指轻轻刮针柄，当时有一股清凉的感觉就沿着肺经慢慢向上。当然这种感觉是可遇而不可求的，不是每一次都能够碰到。列缺主要用于干咳，取穴就用上面的简便取穴法最方便了，两手虎口自然平直交叉，一手示指按在另一手桡骨茎突上，可以摸到示指指尖所指的位置有一道"缝隙"，针刺时就是沿着这道缝隙往斜上方扎。这也是这个穴位为什么叫"列缺"的原因，列缺就是闪电的意思，这个穴位就像一道闪电，呈细长形。

5. 经渠（LU 8）

【定位】桡骨茎突与桡动脉之间凹陷处，腕横纹上1寸（见图2-3）。

【主治】①咳嗽，气喘，胸痛，咽喉肿痛；②手腕痛。

【体会】避开桡动脉，直刺0.3～0.5寸。经渠用得更少，因为它紧挨着桡动脉，不容易扎，本身肺经疾病也可以用其他穴位来代替，只有在局部疼痛时才用。但是它是五输穴中的"经穴"，所以在此就稍微介绍一下。

6. 太渊（LU 9） 输穴；原穴；八会穴之脉会

【定位】在掌后腕横纹桡侧，桡动脉的桡侧凹陷中（见图2-3）。

【主治】①咳嗽，气喘；②无脉症；③腕臂痛。

【体会】避开桡动脉，直刺0.3～0.5寸。太渊穴是一定要介绍的，虽然针灸临床上用得也不多，但是太渊穴就是我们中医摸脉的地方。它是八会穴的脉会，还是肺经的输穴和原穴。痰湿较重的咳嗽，我们可以用太渊。太渊穴紧挨着桡动脉，所以并不容易扎好，也不容易扎出感觉，而对于自己按摩保健是一个很好的穴位。从五行补泻上看，太渊是肺经的输穴，五行属于土，轻柔按摩太渊穴，属于"培土生金"，对于肺气虚，容易感冒，或者胸闷气短，咳嗽日久不愈的都有良好效果。

7. 鱼际（LU 10） 荥穴

【定位】第 1 掌骨中点，赤白肉际处（见图 2-3）。

【主治】①咳嗽，咳血；②咽干，咽喉肿痛，失声；③小儿疳积。

【体会】直刺 0.5 ~ 0.8 寸。治小儿疳积可用割治法。 鱼际也是常用穴位，主要用于咽痛咳嗽，因为它清热解毒力量较好，所以我们常用于感冒初期咽痛较重的患者。

8. 少商（LU 11） 井穴

【定位】拇指桡侧指甲角旁 0.1 寸（见图 2-3）。

【主治】①咽喉肿痛，鼻衄；②高热，昏迷，癫狂。

【体会】浅刺 0.1 寸，或点刺出血。我对于少商这个穴很有感情，很早就开始频繁使用。记得大四的时候学校红十字会组织去北京郊县怀柔义诊，同行的一个中药学院的女生突发咽炎，嗓子干哑疼痛，我给她双侧的少商和商阳穴点刺放血，当时症状立减，第二天她就基本好了。去年大学同学毕业二十年聚会，我们班一部分同学聚会后去西藏，她也参加进来，在微信群里都一眼认出对方，看来还记得我二十年前放的那次血。有人怕痛"舍不得"放血，也可以自己用指甲掐，也有一定的效果。少商和商阳除了治疗咽痛，还可以治疗发热、昏迷。我们在植物人促醒时，通常会针刺四肢的井穴，都能看见患者有较明显的反应。

（二）手阳明大肠经（Large Intestine Meridian of Hand-Yangming, LI）

【经脉循行】

【原文】

《灵枢·经脉》："大肠手阳明之脉，起于大指次指之端，循指上廉，出合谷两骨之间，上入两筋之中，循臂上廉，入肘外廉，上臑外前廉，上肩，出髃骨之前廉，上出于柱骨之会上，下入缺盆，络肺，下膈，属大肠。 其支者：从缺盆上颈，贯颊，入下齿中；还出挟口，交人中——左之右、右之左，上挟鼻孔。"

手阳明大肠经起于示指末端，沿示指桡侧向上，通过合谷处第 1、第 2 掌骨之间，上行进入拇长伸肌腱与拇短伸肌腱的凹陷处，经前臂前方，至肘部外侧，再沿上臂外侧前缘，上行至肩部，沿肩峰前缘，向上出于颈椎三阳经聚会处，之后向下进入锁骨上窝，联络肺

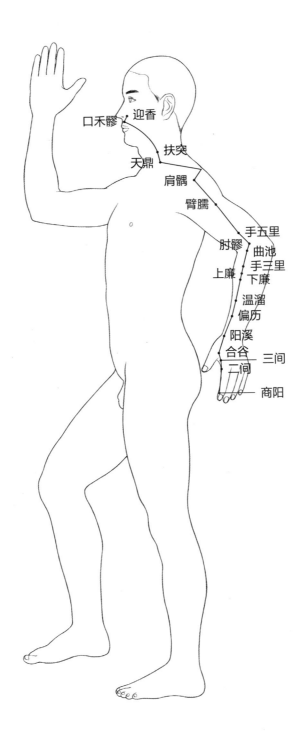

图 2-4 手阳明大肠经脉循行示意图

脏,向下经横膈,属于大肠。其支脉:从锁骨上窝上行走于颈部,经面颊,进入到下齿龈中,绕回来到上唇,交于人中,左脉向右,右脉向左,向上至鼻孔两侧(见图2-4)。

【主治概要】

本经有20个腧穴,主治头面五官疾患、热病、皮肤病、肠胃病、神志病等及经脉循行部位的其他病症。大肠经和肺经相表里,所以可以治疗皮肤病, 大肠为传导之官,传导糟粕,上络于肺、齿龈,其病机是传导功能失常。大肠与肺、脾、胃的功能密切相关。

【本经腧穴】

1. 商阳(LI 1) 井穴

【定位】示指桡侧指甲角旁0.1寸(见图2-5)。

【主治】①齿痛,咽喉肿痛等五官疾患;②热病,昏迷。

【体会】浅刺0.1寸,或点刺出血。商阳和少商用法用途都差不多,我就不再多说了。在这里我说说关于井穴的取穴。上大学之前,看了金庸的《天龙八部》,其中的六脉神剑,段誉手一指,时灵时不灵,都以为这六脉神剑是从手指尖发出来的。但是实际上手三阴手三阳经的井穴,除了中冲穴,其他都不在手指尖,而是在指甲角旁0.1寸,大家可以试试看这样发六脉神剑是不是很别扭,要蜷着手指才能找准方向!当然鉴于金大侠的故事引人入胜,我们就不要吹毛求疵了。

2. 二间(LI 2) 荥穴

【定位】微握拳,当示指桡侧第2掌指关节前凹陷中(见图2-5)。

【主治】①鼻衄、齿痛等五官疾患;②热病。

【体会】直刺0.2 ~ 0.3寸。 对于二间我用的唯一体会就是泻热,胃肠道的热引起的口渴、口臭、牙痛。其他很少用到。

3. 三间(LI 3) 输穴

【定位】微握拳,在示指桡侧第2掌指关节后凹陷处(见图2-5)。

【主治】①齿痛,咽喉肿痛;②腹胀,肠鸣。

【体会】直刺0.3 ~ 0.5寸。三间这个穴位和二间类似。但是这里要提出来的是,有一个特殊取穴法——第2掌骨全息穴位(见图2-6)。 第2掌骨穴位群分布于掌背的第2掌骨桡侧面,从掌骨头后凹陷处开始一直到掌骨基底部——沿着示指指背的根部轻轻往下推至靠近腕部，就能非常清晰地摸到一根硬硬的骨头，这就是第 2 掌骨。依次分布有头、颈、上肢、肺心、肝、胃、十二指肠、肾、腰、下腹、腿、足 12 个穴区。在头穴与足穴之间的中点为脾胃穴；头穴与胃穴的中点为心肺穴；将头与肺心之间作三等分，其间分别为颈和上肢；心肺穴和脾胃穴中点为肝胆穴；将胃与足之间作六等分，其间分别为十二指肠、肾、腰、下腹、腿穴。心肺穴和头穴中间是肩颈穴，脾胃和脚的中间是肾脏穴，脾胃与肾脏再分二分之一为腰腹穴，肾和脚穴二分之一处分为下肢穴。这个穴位群可以用手指掐揉，身体的哪个部位有问题，就可以在相应的区域进行按摩。

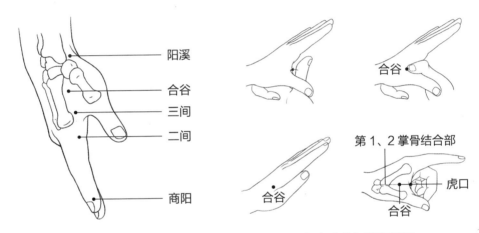

图 2-5 手阳明大肠经手部穴位示意图　　　　**图 2-6 合谷穴位置示意图**

4. 合谷（LI 4） 原穴

【定位】 在手背，第 1、2 掌骨间，当第 2 掌骨桡侧的中点处（见图 2-5）。简便取穴法：以一手的拇指指骨关节横纹，放在另一手拇、示指之间的指蹼缘上，当拇指尖下是穴。又名虎口。

【主治】 ①头痛、目赤肿痛、鼻衄、齿痛、口眼歪斜、耳聋等头面五官诸疾；②诸痛证；③胃肠病；④热病，无汗，多汗，经闭，滞产。

【体会】 直刺 0.5 ~ 1 寸，针刺时手呈半握拳状。孕妇不宜针。合谷穴是个大穴，所谓大穴，就是用途广、作用强、针感强，临床上常常被使用。之前讲的所有穴位都没有合谷穴常用。诸位读者估计大多听说过合谷穴。临床上最常用合谷的大概有面瘫、胃肠病、牙痛。切记刺激合谷穴会导致流产，所以对孕妇是禁止用的。记得当年大学时参加军训，我得了龋齿，牙痛得很厉害。因为军训在河北一个县郊，军营前不着村，后不着店的，看病很麻烦，我就想着能挺就挺过去，反正总共就一个月，疼起来就使劲掐合谷。刚开始能够有所缓解，但是治标不治本啊，最终没有扛过去，还是请假补牙去了。所以我们也要知道，针灸止痛是有它的局限性的，它以调节为主，最终是要找到致痛原因才能够解决问题。合谷治疗牙痛，主要也是治疗上火引起的牙痛，因为合谷本身有清热泻火的功效，而对于龋齿还是力所不能及也。

5. 手三里（LI 10）

【定位】在阳溪穴与曲池穴连线上，肘横纹下 2 寸处（见图 2-7）。

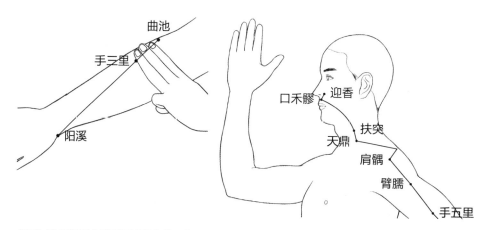

图 2-7 手阳明大肠经下臂部穴位示意图　　**图 2-8 手阳明大肠经上臂、颌、面部穴位示意图**

【主治】①手臂无力；②腹痛，腹泻；③齿痛，颊肿。

【体会】直刺 0.8 ～ 1.2 寸。对于偏历、温溜来说，我更喜欢用手三里，主要是手三里容易扎出针感来，虽然它不是特定穴，但是对于局部疾病的治疗，效果良好，比如前臂疼痛、桡神经损伤、中风偏瘫等。

6. 曲池（LI 11）　合穴

【定位】屈肘成直角，在肘横纹外侧端与肱骨外上髁连线中点（见图 2-7）。

【主治】①手臂痹痛，上肢不遂；②热病，高血压，癫狂；③腹痛，吐泻；④五官疼痛；⑤荨麻疹，湿疹，瘰疬。

【体会】直刺 0.5 ～ 1 寸。曲池在大肠经中的作用仅次于合谷，作为大肠经的合穴，治疗腹痛、腹泻很常用。曲池还用于退热，有一次回老家，太热了，没有空调，午睡时我直接把席子铺在地上睡了，结果起来后头痛得要命，一量体温39℃，家里没有备用的药，针我倒是随身带着，就给自己扎了曲池和合谷，退到38℃，可是没过多久体温又重新升高，还是妈妈去河边采了草药，用水煎后连喝了四五杯，出了好几身汗，霍然而愈。妈妈嘲笑我说你这个正经科班学医的不如我这半个草药郎中。其实感冒针灸效果也是可以的，除了曲池、合谷，风池是一定要扎的，大椎放血的退热效果比其他穴位都要好。背后膀胱经走罐更是治疗感冒必须使用的手段。曲池还可以治疗高血压，一般当患者出现临界高血压时，我就建议他自己每天按摩曲池、合谷、丰隆、太溪、涌泉，然后结合耳穴治疗，往往血压就逐渐恢复正常了。另外曲池还可以用来治疗湿疹、过敏性荨麻疹等。

7. 臂臑（LI 14）

【定位】在曲池穴与肩髃穴连线上，曲池穴上7寸，三角肌止点处（见图2-8）。

【主治】①肩臂疼痛不遂，颈项拘挛；②瘰疬；③目疾。

【体会】直刺或向上斜刺0.8～1.5寸。臂臑和肩髃都是治疗肩周炎的常用穴，臂臑在三角肌止点处，三角肌主要负责肩关节外展，所以肩关节外展或者内收出现疼痛时都可以考虑针刺臂臑。臂臑还可以用于治疗"瘰疬"，相当于现在的淋巴结肿大，这方面我没有经验，北京针灸名家王乐亭前辈用六寸金针曲池透刺臂臑治疗颈部淋巴结核，有奇效。

8. 肩髃（LI 15）

【定位】肩峰端下缘，当肩峰与肱骨大结节之间，三角肌上部中央。臂外展或平举时，肩部出现两个凹陷，当肩峰前下方凹陷处（见图2-8）。

【主治】①肩臂挛痛，上肢不遂；②荨麻疹。

【体会】直刺或向下斜刺0.8～1.5寸。肩周炎宜向肩关节直刺，上肢不遂宜向三角肌方向斜刺。肩髃是临床上很常用的穴位，肩周炎必选，但是它的作用单一，主要针对穴位局部病症进行治疗。

9. 口禾髎（LI 19）

【定位】在上唇部，水沟穴旁0.5寸，当鼻孔外缘直下（见图2-9）。

【主治】①鼻塞，衄血；②口歪，口噤。

【体会】直刺或斜刺0.3～0.5寸。口禾髎临床上也常用，用于治疗面瘫，位于上唇方肌止端，对于上唇力量没有恢复的患者，必选。这个穴位从解剖位置上看，分布有面神经、三叉神经第二支下支与眶下神经的吻合丛，所以有时候三叉神经痛也经常会针刺此穴。三叉神经痛是个很令人头痛的病，患者痛苦，医生也很无奈。最常用的治疗方法就是服用卡马西平，卡马西平不良反应较强，有一部分人耐受不了，还有一部分人吃了也控制不住，所以会寻求中医针灸治疗。针灸治疗效果良好，但是也很容易反复。我的经验是局部取穴很重要，远端取穴也不可少。只有这样才能很好地控制病情，远端取穴主要是泻肝胆之火，所以三叉神经痛和情绪关系很大，生气、精神紧张都会诱发。

10. 迎香（LI 20）

【定位】在鼻翼外缘中点旁开约0.5寸，当鼻唇沟中（见图2-9）。

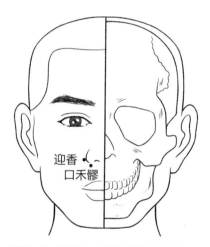

图2-9 迎香穴、口禾髎穴位置示意图

【主治】①鼻塞，衄血；②口歪；③胆道蛔虫症。

【体会】略向内上方斜刺或平刺0.3～0.5寸。对于迎香治疗胆道蛔虫症我没有经验，但是在以前蛔虫病高发时，据说经常使用。我们用迎香主要用于面瘫，往往是迎香穴和口禾髎作为一组，接电针，可以提上唇，因为迎香穴也在上唇方肌中。但是面瘫治疗后期不建议这样使用，尤其是当鼻唇沟恢复后不要使用，以免出现"面肌倒错"。我在门诊看到很多其他地方治疗已经好几个月后的面瘫，都出现或多或少的"倒错"现象：就是不做表情时看上去面瘫的那一侧鼻唇沟反倒比正常侧深，患者自己也觉得面瘫这侧更紧。但是一有表情时，嘴还是向健侧歪，这种情况治疗起来就非常棘手。当然这也不单单是因为过度刺激迎香和口禾髎所引起，面神经损伤较重，没有及时恢复是其产生的根本原因。对于迎香穴我用的最得心应手的疾病是鼻炎。急性鼻炎不用说，大多能立竿见影；慢性鼻炎尤其是过敏性鼻炎是公认的难治性疾病，我用迎香和上迎香为主穴治疗好很多病人。迎香，顾名思义用于治疗鼻塞不通，大家也可以自己按摩保健：可以沿鼻唇沟，用自己的示指从迎香穴往上迎香穴擦，擦红为止。

（三）足阳明胃经（Stomach Meridian of Foot-Yangming, ST）

【经脉循行】

【原文】

《灵枢·经脉》："胃足阳明之脉，起于鼻，交頞中，旁约太阳之脉，下循鼻外，入上齿中，还出挟口，环唇，下交承浆，却循颐后下廉，出大迎，循颊车，上耳前，过客主人，循发际，至额颅。

"其支者：从大迎前，下人迎，循喉咙，入缺盆，下膈，属胃，络脾。

"其直者：从缺盆下乳内廉，下挟脐，入气街中。

"其支者：起于胃口，下循腹里，下至气街中而合。以下髀关，抵伏兔，下膝髌中，下循胫外廉，下足跗，入中指内间。

"其支者，下膝三寸而别，下入中指外间。

"其支者：别跗上，入大指间，出其端。"

足阳明胃经起于鼻翼两侧，至鼻根处，交会于足太阳经，下行循鼻部外侧，进入至上齿龈中，从口中出来后环绕嘴唇，下行交会于承浆部，后沿腮部后下方，从大迎处出，循颊车，上行至耳前，经过足少阳经的上关，从发际，到达前额处。面部支脉：从大迎前向下经人迎，循行喉咙，进入锁骨上窝处，下行经横膈，属于胃，联络于脾。其直行的脉：从缺盆处向下至乳头，再向下经肚脐旁，进入气冲中。胃部支脉：起于胃下口，向下沿腹里会合于气冲，之后向下经髀关，至伏兔，再下行经膝盖及胫骨外前缘，沿足跗背部，进入足第2趾外侧端。胫部支脉：从膝下三寸处分出，向下进入足中趾外侧端。足跗部支脉：从足跗上出，进入足大趾内侧，从趾端出（见图2-10）。

【主治概要】

本经腧穴主治胃肠病、头面五官病、神志病、皮肤病、热病及经脉循行部位的其他病症。胃司纳谷，以下行为顺，脾胃对饮食物有受纳、腐熟、消化吸收、转输的功能。其功能失职，升降机能反常，即出现病症。

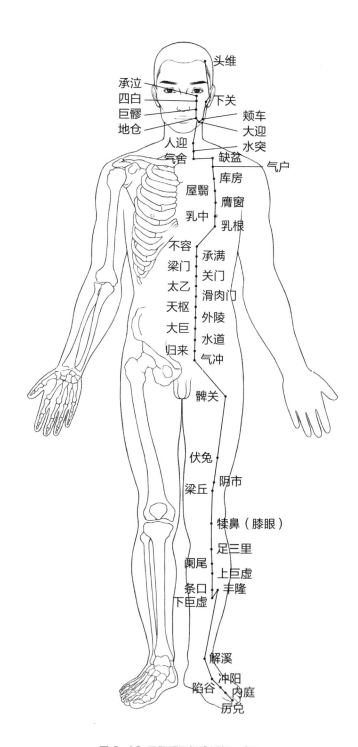

图 2-10 足阳明胃经脉循行示意图

【本经腧穴】

1. 承泣（ST 1）

【定位】目正视，瞳孔直下，当眼球与眶下缘之间（见图 2-11）。

【主治】①目疾；②口眼歪斜，面肌痉挛。

【体会】以左手拇指向上轻推眼球，紧靠眶缘缓慢直刺 0.5 ~ 1.5 寸，不宜提插，以防刺破血管引起血肿。由于眼眶内空间大、组织疏松、血管密布，所以容易出血，而且出血后往往容易往眼球内部渗透，出现"熊猫眼"，出针时最好按压 3 ~ 5min，以防出血。这种进针方法和出针处理适用于所有眶内穴位，如睛明穴和球后穴。承泣穴在眶下缘上方，眼轮匝肌中，深层眶内有眼球下直肌、下斜肌，所以我们治疗不同的疾病，针刺的深浅也不同，像面肌痉挛，针刺最浅，仅仅刺在皮下肌肉浅层；口眼歪斜刺在眼轮匝肌上，比前者稍深；眼肌麻痹、近视眼，就更深一些；如果是视神经、视网膜病变，则更深，要将近 1.5 寸。出血主要集中在后两种情况。针刺承泣穴时一定要问清楚，患者是不是正在服用抗凝药或者本身凝血功能有问题。有一次我也是麻痹大意，只问了是不是吃抗凝药或者活血化瘀药了，没想到患者本身凝血功能有问题，结果拔针后出血明显，血肿一个月后才逐渐下去，给了我深刻教训。但是一些眼科疾病，往往会用扩血管药和活血药，所以针刺承泣时一定要和患者沟通好，告知针后很容易出血，一定要按压好，出血也不要怕，大部分就是会形成"熊猫眼"，一两周就好了，不会影响视力。

2. 四白（ST 2）

【定位】目正视，瞳孔直下，当眶下孔凹陷处（见图 2-11）。

【主治】①目疾；②口眼歪斜，三叉神经痛，面肌痉挛；③头痛，眩晕。

【体会】直刺或微向上斜刺 0.3 ~ 0.5 寸，不可深刺，不可过度提插捻转。四白穴就在眶下孔处，眼轮匝肌和上唇方肌之间；有眶下神经。不过眶下孔不是那么容易刺中的，也没有必要正好扎进去，不然容易损伤神经。我主要用它来治疗眼疾。我们中学生时代天天做的眼保健操就有一节"揉按四白穴"，可以用示指在眶下孔处摸到一个凹陷，按上去有酸胀感觉。大家看电脑、手机时间长了，可以按摩按摩此穴，缓解用眼疲劳。

3. 地仓（ST 4）

【定位】口角旁约 0.4 寸，上直对瞳孔（见图 2-11）。

【主治】①口角歪斜，流涎；②三叉神经痛。

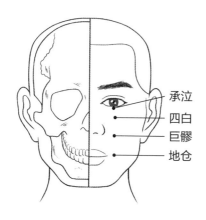

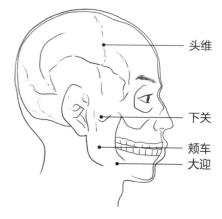

图 2-11 足阳明胃经头面部穴位示意图一　　　**图 2-12 足阳明胃经头面部穴位示意图二**

【体会】斜刺或平刺 0.5 ～ 0.8 寸，可向颊车穴透刺。地仓穴在口轮匝肌中，深层为颊肌，所以它是治疗面瘫口眼歪斜的常用穴。有时候不明原因的口角流涎也可以用这个穴位。

4. 颊车（ST 6）

【定位】在下颌角前上方约 1 横指，按之凹陷处，当咀嚼时咬肌隆起最高点处（见图 2-12）。

【主治】①齿痛，牙关不利，颊肿；②口角歪斜。

【体会】直刺 0.3 ～ 0.5 寸，或平刺 0.5 ～ 1 寸。颊车在下颌角前方，位于咬肌上，布有耳大神经、面神经及咬肌神经。地仓透颊车是自古以来经典的治疗面瘫的方法，但是我们知道颊车位于咬肌上，也就是我们说的牙关紧闭时最隆起最硬的地方，咬肌不是表情肌，属于咀嚼肌，而面瘫主要是表情肌无力，并不影响咀嚼肌，所以从现代解剖学的角度看，针刺颊车没有道理。其实，认真分析发现，我们一般都是地仓透颊车，而不是颊车透地仓，实际上针刺的依然只是地仓穴，只是朝着颊车方向刺而已。我用颊车大多治疗牙痛和下颌关节紊乱。牙痛时往往颊车处有压痛点，而下颌关节紊乱大多是咀嚼肌出问题了。

5. 下关（ST 7）

【定位】在耳屏前，下颌骨髁状突前方，当颧弓与下颌切迹所形成的凹陷中。合口有孔，张口即闭，宜闭口取穴（见图 2-12）。

【主治】①牙关不利，三叉神经痛，齿痛；②口眼歪斜；③耳聋，耳鸣，聤耳。

【体会】直刺 0.5 ～ 1 寸。留针时不可做张口动作，以免折针。下关穴和颊车穴一样，我都是用于治疗下颌关节紊乱和牙痛,对于口眼歪斜几乎不会选这个穴位,而耳聋耳鸣一般选听宫、听会就没法再选下关,因为下关要求闭口取穴,而听宫、听会要求张口取穴。这两个穴位对耳聋耳鸣效果要更好一些,所以下关大多时候用于下颌关节紊乱。下颌关节紊乱是很常见的疾病,大多是受凉或者咬硬东西引起关节疼痛、炎症,出现微小错缝,导致张嘴疼痛、有弹响感。可以口服芬必得等药物消炎止痛,但是往往关节吻合不好,疼痛减轻但是依然有弹响,嘴张大困难。我自己就得过这种疾病,那还是上大学的时候,有一年冬天,可能是被风吹着了,又吃了硬东西,结果就张不开嘴了,一张大就痛。张嘴时看着下颌有点偏,当时没有经验,还以为是面瘫了,去医院看了下医生说是下颌关节炎,养了好长时间,又找一个教推拿的老师给按了好几回,吃了芬必得,慢慢好了。如果现在让我治疗,我就会选择针灸。针刺下关、上关等穴位,主要目的就是松解下颌关节周围肌肉韧带,还能迅速止痛消炎。

6. 梁门(ST 21)

【定位】脐中上4寸,前正中线旁开2寸(见图2-13)。

【主治】纳少、胃痛、呕吐等胃疾。

【体会】直刺0.8 ~ 1.2寸。过饱者禁针,肝大者慎针或禁针,不宜做大幅度提插。梁门是常用于胃肠道疾病的穴位,因为右侧梁门深部就在肝下缘、胃幽门部。所以针刺不要太深了,尤其是肝脾肿大的患者,最好不要选择此穴。

7. 天枢(ST 25) 大肠募穴

【定位】脐中旁开2寸(见图2-13)。

【主治】腹痛、腹胀、便秘、腹泻、痢疾等胃肠病。

【体会】直刺1 ~ 1.5寸。天枢是大肠经的募穴,所以用天枢治疗便秘、腹泻疗效很好。穴位的神奇从天枢可以略见一斑,便秘用它,腹泻也用它,所以说穴位经络在于"调节"两个字,能补虚也能够泻实,能够祛寒也能清热,关键在于如何用它,用补法还是用泻法。如果分不清虚实寒热,还可以用平补平泻,同样有疗效。所以针灸通常情况下比药物来说更加安全,只是易学而难精。记得我还在大四实习的时候,我们实习病房的卫生员拉肚子,好几天没有好,又输了两天液还是不行,后来我给她扎了天枢、足三里、上巨虚、三阴交,当天就好了。其实当时我使用针灸治病时间还不长,能够取得很好的疗效,无关乎我的医术高明,只能说是经络穴位的神奇。

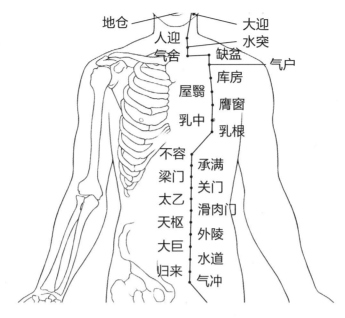

图 2-13 足阳明胃经颈、胸、腹部穴位示意图

8. 水道（ST 28）

【定位】脐中下3寸，前正中线旁开2寸（见图2-13）。

【主治】①小腹胀满，小便不利，疝气；②痛经，不孕。

【体会】直刺1~1.5寸。水道这个穴位我也很喜欢使用，主要用于尿潴留，这样的病人我可能会诊过成百上千例，盆腔手术后最容易出现，可以和任脉的中极穴配合使用。在这里要提出的是水道穴的扎法，我一般是斜刺，针尖向着尿道方向，最好能够出现针感向下传导到尿道。当住院医师的时候，我们病区对面是妇产科，妇产科的尿潴留病人是最多的，尤其是妇科肿瘤切除加淋巴结清扫，大多会出现尿潴留，经常请我们会诊，有的很快就好了，有的治疗起来就很困难，甚至要好几个月。值得一提的是水道其实不仅治疗小便困难，还治疗男科的阳痿早泄，针刺方法和治疗尿潴留方法一样，针感要求一定要到达尿道。我用水道、关元、八髎、肾俞为主穴还治疗过几个特殊病例：不射精和逆行射精，都取得了不错的疗效。

9. 梁丘（ST 34） 郄穴

【定位】屈膝，在髂前上棘与髌骨外上缘连线上，髌骨外上缘上3寸（见图2-14）。

【主治】①膝肿痛，下肢不遂；②急性胃痛，乳痈，乳痛。

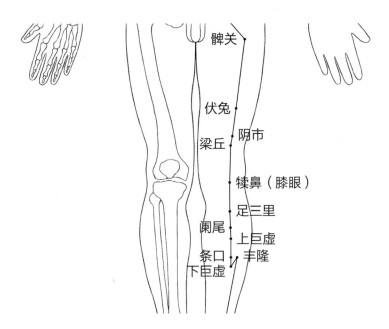

图 2-14 足阳明胃经头腿部穴位示意图

【体会】直刺 1 ~ 1．2 寸。梁丘是胃经的郄穴，所以最常见用于急性胃痛，如果没有条件扎针，可以用手使劲掐，也能够缓解疼痛。另外由于梁丘位于股四头肌的外侧头的位置，对膝关节的作用很大，我曾经专门进行了对照试验，对膝关节炎来说，选血海和梁丘比不选血海和梁丘疗效要好得多。血海位于股四头肌的内侧头。在这里说一句，股四头肌对于膝关节的影响很大，通常治疗膝关节炎，我都要求病人锻炼股四头肌，动作也很简单，就是直腿勾脚尖和在床上练直腿抬高。这是提高疗效和维持疗效的最好办法。

10．犊鼻（ST 35）

【定位】屈膝，在髌韧带外侧凹陷中（见图 2-14），又名外膝眼。

【主治】膝痛，屈伸不利，下肢麻痹。

【体会】向后内斜刺0.5 ~ 1寸。这个穴位大家都知道，内外膝眼，就像牛的鼻孔一样，中间的髌韧带像牛的鼻中隔，所以称外膝眼为犊鼻。膝眼是膝关节疾病最常用到的穴位。一般屈膝取穴，平躺的时候腘窝下最好垫上东西，这个体位可以使针尖顺利地刺入关节腔，起到消炎止痛消肿的功效。

11．足三里（ST 36）合穴；胃之下合穴

【定位】犊鼻穴下 3 寸，胫骨前嵴外一横指处（见图 2-14）。

【主治】①胃痛、呕吐、噎膈、腹胀、腹泻、痢疾、便秘等胃肠诸疾；②下肢痿痹；③心悸，高血压，癫狂；④虚劳诸证，为强壮保健要穴。

【体会】直刺 1~2 寸。强壮保健用，常用温灸法。足三里可能是人尽皆知的穴位，在门诊，还经常有人来找我用记号笔给他们点上足三里，回家自己按摩或者艾灸。"足三里抵一只老母鸡"的说法很多人都知道，说明足三里补气作用强。足三里用来补气时一般用的是艾灸而不是针刺，要是按摩的话，力量应当和缓轻柔。作为胃的下合穴，足三里是治疗消化道疾病的最常用穴，无论是胃的实证还是胃的虚证，是腹胀呕吐，还是便秘腹泻，都可以使用。另外也可以用来治疗下肢疼痛无力等局部病。我们说"治痿独取阳明"，治疗中风偏瘫、截瘫等下肢肌肉无力的疾病，足三里是最常使用的穴位。还需要注意的是足三里的针刺方法，一般都是直刺，大部分情况下针感向下传导，因为中医认为"胃以降为顺"，所以我们在一般情况下就这样治疗就好了。胃痛的时候还可以用另外一种刺法，就是按住足三里的下方，针尖向上，使得针感向上传导，最好是能到胃，这叫"气至病所"。大家要是按摩足三里的话，一定注意足三里穴位是否饱满，如果饱满可以按摩力量重点；如果足三里穴位处凹陷，没有弹性，应当和缓轻柔，这才能起到补益的作用。

12. 上巨虚（ST 37） 大肠下合穴

【定位】在犊鼻穴下 6 寸，足三里穴下 3 寸（见图 2-14）。

【主治】①肠鸣、腹痛、腹泻、便秘、肠痈等肠胃疾患；②下肢痿痹。

【体会】直刺 1~2 寸。上巨虚也很常用，用于腹泻和便秘，也可以用于局部的下肢麻木无力。在这两点上和足三里穴位用途类似，但是足三里的治疗范围基本是涵盖了整个消化道疾病，上巨虚主要用于大肠疾病，很多时候和天枢穴配合使用。另外，足三里补虚的作用是上巨虚所不具有的。

13. 条口（ST 38）

【定位】上巨虚穴下 2 寸（见图 2-14）。

【主治】①下肢痿痹，转筋；②肩臂痛；③脘腹疼痛。

【体会】直刺 1~1.5 寸。条口穴位于上巨虚和下巨虚之间，上巨虚是大肠经的下合穴，下巨虚是小肠经的下合穴，条口穴就显得不那么重要。所以条口穴除了局部作用以外，在消化道疾病中用得比较少，但是在肩周炎、肩关节疼痛中用得很多，成为条口穴的第一主治作用。"条口透承山治疗肩周炎"和"迎香透四白治疗胆道蛔虫症"一样，是新中国成立后风起云涌学习针灸的二十世纪五六十年代发现的有特效的针刺方法。胆道蛔虫症现在基本上很难看到，所以像我们这一代的针灸医师都没有机会来实践。不同于此，肩周炎比比皆是，条口透承山应用还是很广泛。选用三寸以上的针，针尖冲着承山方向直刺，然后让患者活动肩关节，大部分肩关节活动范围能够有明显的改善。因为这个原因，有人又叫条口穴为"肩凝穴"。

14. 下巨虚（ST 39） 小肠下合穴

【定位】上巨虚穴下3寸（见图2-14）。

【主治】①腹泻，痢疾，小腹痛；②下肢痿痹；③乳痈。

【体会】直刺1～1.5寸。下巨虚是小肠经的下合穴，但是它不治疗小便不利，而是治疗腹泻、痢疾一类的疾病，主要是取小肠"泌别清浊"的功效，在中药方剂里也一样有这样的用法，叫"利小便以实大便"，也就是说通过把肠道中的水分重吸收到尿液中，达到止泻的目的。

15. 丰隆（ST 40） 络穴

【定位】外踝尖上8寸，条口穴外1寸，胫骨前嵴外二横指处（见图2-14）。

【主治】①头痛，眩晕，癫狂；②咳嗽痰多；③下肢痿痹。

【体会】直刺1～1.5寸。丰隆是胃经的络穴，但是它最大的功效是祛湿化痰。除了局部治疗下肢疼痛无力以外，其他所有的主治疾病都来自它的祛湿化痰的作用。痰湿能够导致很多疾病，所以丰隆的治疗范围很广。比如它可以治疗头痛头晕，但必须是因为痰湿引起的头痛头晕。治疗癫狂，也是痰浊蒙蔽心窍的癫狂。有报道称丰隆可以降血脂，是因为高血脂在中医里也是痰湿的一种表现。高血压、高血脂的患者，有空都可以按揉丰隆穴。丰隆穴多数局部肌肉比较饱满，按摩应当用重手法，如果有条件的话还可以艾灸丰隆。

16. 内庭（ST 44） 荥穴

【定位】足背第2、3趾间缝纹端（见图2-15）。

【主治】①齿痛，咽喉肿痛，鼻衄；②热病；③胃病吐酸，腹泻，痢疾，便秘；④足背肿痛，跖趾关节痛。

【体会】直刺或斜刺0.5～0.8寸。内庭穴是胃经的荥穴，主要是用来泻胃经的热邪，所以可以治疗胃火牙痛，以及胃火引起的便秘、吐酸和湿热引起的腹泻痢疾。

17. 厉兑（ST 45） 井穴

【定位】第2趾外侧趾甲角旁约0.1寸（见图2-16）。

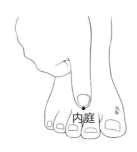
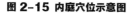
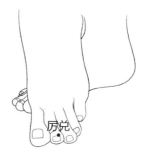

图 2-15 内庭穴位示意图　　　　　**图 2-16 厉兑穴位示意图**

【主治】①鼻衄，齿痛，咽喉肿痛；②热病，多梦，癫狂。

【体会】浅刺 0.1 寸。厉兑作为足六经中第一个介绍的井穴，我简单说一下。大部分井穴的位置都差不多，在趾甲角旁约 0.1 寸。主治都差不多，主要是泻本经的火，治疗各种热证，还可以治疗癫狂。大部分井穴都有类似的治疗作用，还有的井穴在此基础上有其他特殊作用，厉兑穴比较普通，没有其他作用。

（四）足太阴脾经（Spleen Meridian of Foot-TaiyIn, SP）

【经脉循行】

【原文】

《灵枢·经脉》："脾足太阴之脉，起于大指之端，循指内侧白肉际，过核骨后，上内踝前廉，上踹内，循胫骨后，交出厥阴之前，上膝股内前廉，入腹，属脾，络胃，上膈，挟咽，连舌本，散舌下。其支者：复从胃，别上膈，注心中（脾之大络，名曰大包，出渊腋下三寸，布胸胁）。"

足太阴脾经起于足大趾终端，循行于趾内侧的赤白肉际处，经第一跖趾关节，向上走于内踝前缘，经过小腿，沿胫骨的后部，交于足厥阴经的前面，上行经膝盖及大腿内前缘，进入到腹部，属于脾，联络于胃，上行经过横膈，经咽部旁侧，连于舌根部，散布舌下。其支脉：从胃部分出，上行经横膈，随后至心中。另有一条分布于胸腹部第三侧线，经锁骨下，止于腋下大包穴（见图 2-17）。

【主治概要】

本经腧穴主治脾胃病、妇科、前阴病及经脉循行部位的其他病症。脾主运化，以上升为顺，脾统血，与胃互为表里。

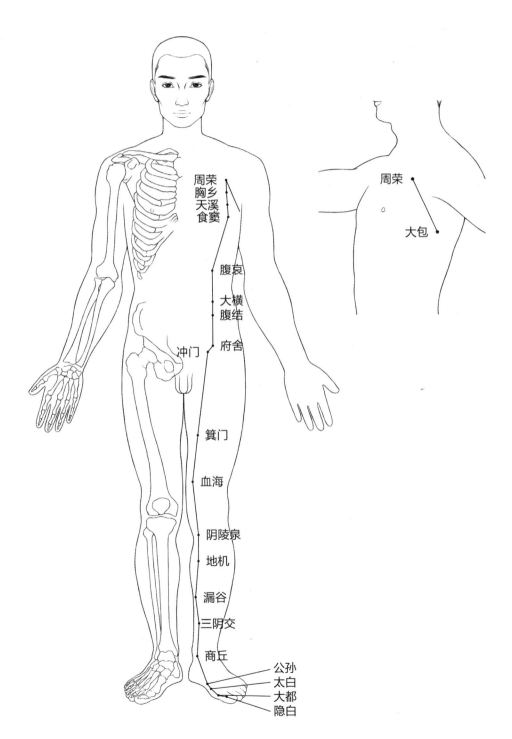

图 2-17 足太阴脾经脉循行示意图

【本经腧穴】

1. 隐白（SP 1） 井穴

【定位】足大趾内侧趾甲角旁 0.1 寸（见图 2-18）。

【主治】①月经过多，崩漏；②便血、尿血等慢性出血；③癫狂，多梦，惊风；④腹满，暴泄。

【体会】浅刺 0.1 寸。刚才说了井穴的作用就是泻本经的火，还有治疗癫狂等神智疾病的作用，除此之外，隐白有其特殊作用，就是止血。据报道，用三棱针点刺隐白、大敦穴出血 2 ~ 3 滴，每日或隔日 1 次，可以治疗月经过多。另有报道，艾条温和灸隐白穴，每次 15 ~ 20min，每日 3 ~ 5 次，有较好止血疗效。前面学了肺经的穴位可以用于治疗咳血，比如孔最穴，隐白属于脾经，所以治疗的是消化道出血，或者妇科出血较多，主要用于脾不统血、脾气不足引起的出血。

2. 太白（SP 3） 输穴；原穴

【定位】第 1 跖骨小头后缘，赤白肉际凹陷处（见图 2-18）。

【主治】①肠鸣，腹胀，腹泻，胃痛，便秘；②身体沉重，关节肿痛。

【体会】 直刺 0.5 ~ 0.8 寸。太白穴是脾经的原穴，所以对于脾经本经的疾病作用较强。用于脾虚有湿引起的肠鸣、腹胀、腹泻，以及由于外湿引起的身体困重疼痛。经常有朋友问我，什么是湿气啊，湿气怎么去啊？可能大家在日常生活中也总会碰上。我在这里告诉大家，湿有内湿、外湿之分，两者又相互影响。在潮湿的地方容易被外湿侵袭，脾虚容易产生内湿。太白可以治疗脾虚引起的内湿，同样也可以治疗由于外湿引起的身体困重、关节疼痛。所以湿气重的患者可以自己按摩太白穴，有助于身体健康。

3. 公孙（SP 4） 络穴；八脉交会穴（通于冲脉）

【定位】第一跖骨基底部的前下方，赤白肉际处（见图 2-18）。

【主治】胃痛，呕吐，腹痛，腹泻，痢疾。

【体会】直刺 0.6 ~ 1.2 寸。 公孙穴作为八脉交会穴通冲脉，"公孙冲脉胃心胸，内关阴维下总同"，公孙穴常常可以和内关穴合用，用来治疗胃病、心脏不适、胸闷气短等病。

4. 三阴交（SP 6）

【定位】 内踝尖上 3 寸，胫骨内侧面后缘（见图 2-19）。

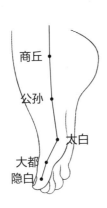

图 2-18 足太阴脾经足部穴位示意图

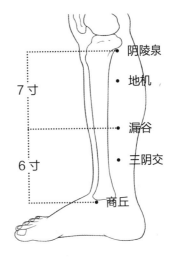

图 2-19 足太阴脾经小腿穴位示意图

【主治】①肠鸣腹胀、腹泻等脾胃虚弱诸症；②月经不调、带下、阴挺、不孕、滞产、遗精、阳痿、遗尿等生殖泌尿系统疾患；③心悸，失眠，高血压；④下肢痿痹；⑤阴虚诸症。

【体会】直刺 1～1.5 寸。孕妇禁针。三阴交是很常用的穴位，因为它是三条阴经的交会穴，所以能治疗三阴经及与其相关联的脏腑——肝、脾、肾三脏的疾病。三阴交用来治疗脾胃虚弱是最常见的，其次就是用于月经不调。除此之外，还可以治疗失眠。失眠在现代社会很常见，我治疗失眠最喜欢用的三个穴位就是印堂、内关、三阴交，大家自己也可以按摩按摩这三个穴位。三阴交大多用补法，有滋阴的作用，可以治疗一切阴虚病症。但是也有在三阴交穴上用泻法的，最著名的就是《针灸大成》记载的南北朝北齐医家徐文伯的医案，说宋太子喜欢医学，出去玩碰到一个怀孕女人。太子诊之曰：是一女子。令徐文伯诊之。文伯曰：是一男一女。太子性暴，欲剖腹视之。文伯连忙制止说："臣请针之。"于是泻足三阴交，补手阳明合谷，其胎应针而落。这个医案不知道真假，我们必须要知道的是：怀孕时合谷和三阴交都是不能针灸的。三阴交穴针感很强，多数可以放射到脚底，所以刺激不要过于强烈，以温和传导为佳。

5. 阴陵泉（SP 9） 合穴

【定位】胫骨内侧髁下方凹陷处（见图 2-19）。

【主治】①腹胀，腹泻，水肿，黄疸，小便不利；②膝痛。

【体会】直刺 1～2 寸。阴陵泉是脾经的合穴。《黄帝内经》讲"合主逆气而泄"，所以阴陵泉治疗脾虚湿盛引起的腹泻、水肿、小便不利。前面讲了胃经的丰隆穴治疗痰湿，而阴陵泉治疗的是水湿。笔者曾经治疗一个面瘫患者，是个 80 岁的老太太，面瘫恢复得不好，已经进入到后遗症期，为了提高疗效我就选择远端的足三里、三阴交来调养气血。暴露出小腿一看，肿得很厉害，问她查过原因没有，她说看过很多科，主要诊断是血管回流不好，没有办法治疗。我就加了阴陵泉，治疗一个月以后，她面瘫虽有好转，还是没有痊愈，但是下肢的水肿明显消退了。阴陵泉还可以用来治疗膝关节疼痛，常常和阳陵泉对刺。

6. 血海（SP 10）

【定位】 屈膝，在髌骨内上缘上 2 寸，当股四头肌内侧头的隆起处（见图 2-20）。简便取穴法：患者屈膝，医者以左手掌心按于患者右膝髌骨上缘，二至五指向上伸直，拇指约呈 45 度斜置，拇指尖下是穴。对侧取法仿此。

【主治】 ①月经不调，痛经，经闭；②荨麻疹，湿疹，丹毒。

【体会】直刺 1 ~ 1.5 寸。血海是个很常用的穴位，顾名思义，主要用于治疗和"血"相关的疾病，大家一下就想到了月经不调，确实，这是它的第一主治。那么为什么它还治疗湿疹、荨麻疹等皮肤病呢？这里就要说到一个中医的原理，"治风先治血，血行风自灭"，这句话出自宋代陈自明的《妇人大全良方·卷三》，说的是治疗各种风证都需要活血。"无风不作痒"，像荨麻疹、湿疹之类的瘙痒性疾病都可以用血海来治疗。记得我刚上班没多久，跟着我们科的一个老医生，有个病人是关节痛的患者，当时我们常规穴位注射当归注射液。这个病人很快出现浑身瘙痒，出现荨麻疹，当时我也没有经验，不明白是什么原因造成的。带我的医生说可能是当归注射液过敏了，立即给他针刺了足三里、曲池、合谷、三阴交、血海，神阙穴拔火罐。患者很快痒就止住了，第二天来复诊荨麻疹已经消退了。我此后也

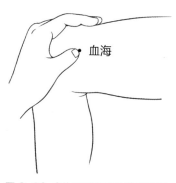

图 2-20 血海穴简便取穴法示意图

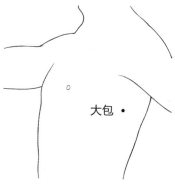

图 2-21 大包穴位置示意图

经常用这几个穴位治疗过敏、湿疹、慢性荨麻疹、皮炎等，效果良好。

7. 大包（SP 21） 脾之大络

【定位】在侧胸部腋中线上，当第6肋间隙处（见图2-21）。

【主治】①气喘；②胸胁痛；③全身疼痛，急性扭伤，四肢无力。

【体会】斜刺或向后平刺0.5～0.8寸。大包穴在第6肋间隙，前锯肌中。最常见的是治疗胸胁痛，身体突然扭转时造成岔气，可以使用大包治疗。大包穴虽然为"脾之大络"，但是治疗的主要是局部疾病，和脾胃关系不大。

（五）手少阴心经（Heart Meridian of Hand-Shaoyin, HT）

【经脉循行】

【原文】

《灵枢·经脉》："心手少阴之脉，起于心中，出属心系，下膈，络小肠。

"其支者：从心系，上挟咽，系目系。

"其直者：复从心系，却上肺，下出腋下，下循臑内后廉，行太阴、心主之后，下肘内，循臂内后廉，抵掌后锐骨之端，入掌内后廉，循小指之内，出其端。"

手少阴心经起始于心中，出"心系"，向下经横膈，联络于小肠。其支脉：从"心系"分出，上行挟咽部，至连于"目系"。其直行的脉：从"心系"分出，上行肺部，再向下行于腋下，沿小臂内后缘，循行在手太阴肺经和手厥阴心包经的后部，下至肘窝内，经手臂内后缘，抵达手掌后豌豆骨端，进入手掌内后缘，沿小拇指内侧至指端出（见图2-22）。

【主治概要】

本经腧穴主治心、胸、神志及经脉循行部位的其他病症。

【本经腧穴】

1. 极泉（HT 1）

【定位】腋窝正中，腋动脉搏动处（见图2-23）。

【主治】①心痛，心悸；②肩臂疼痛，胁肋疼痛，臂丛神经损伤。③瘰疬，腋臭；④上肢针刺麻醉用穴。

【体会】避开腋动脉，直刺或斜刺0.3～0.5寸。极泉穴外侧为腋动脉，所以都是先摸到动脉搏动，然后推开动脉针刺，下面有尺神经、正中神经、前臂内侧皮神经及臂内侧皮神经。极泉穴主要用于治疗臂丛神经损伤，也可以用来针刺麻醉。用手指弹拨极泉可以

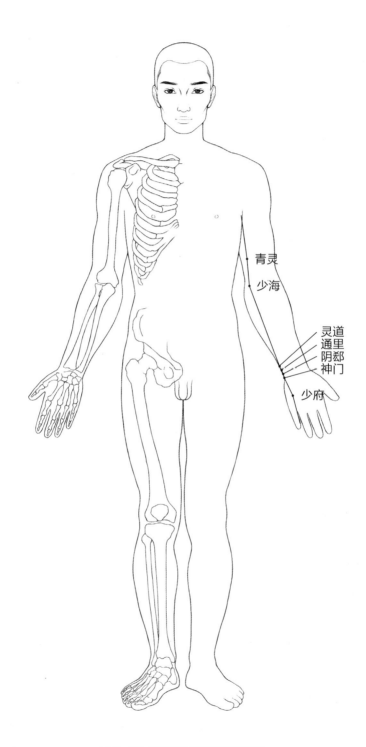

青灵

少海

灵道
通里
阴郄
神门

少府

图 2-22 手少阴心经脉循行示意图

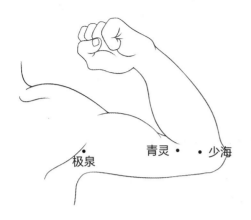

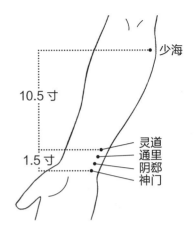

图 2-23 手少阴心经上臂部穴位示意图　　　　图 2-24 手少阴心经下臂部穴位示意图

治疗心痛、心悸。笔者曾经治疗过一个十几岁的小孩，在游乐园坐游戏机的时候，身子探出去，结果在行进中和边上的柱子卡了一下，一侧的肩膀、胳膊、部分胸背部被剪切力牵拉了一下，造成上肢瘫痪。主要是臂丛神经受损，通过我们针灸治疗后痊愈。其中取穴之一就是针刺极泉穴，局部还可以穴位注射神经营养药。

2. 通里（HT 5）　络穴

【定位】腕横纹上 1 寸，尺侧腕屈肌腱的桡侧缘（见图 2-24）。

【主治】①心悸，怔忡；②舌强不语，暴喑；③腕臂痛。

【体会】直刺0.3～0.5寸。不宜深刺，以免伤及血管和神经。留针时，不可做屈腕动作。通里是络穴，除了治疗心经的疾病，还有一个很特殊的主治就是失语失声。这里还包括咽喉肿痛，因为心经的支脉是通过咽部的。当治疗咽喉肿痛效果不好时，应当想到用通里穴试试看。用经络穴位治疗疾病，不能把思维固定在脏腑辨证上，认为咽喉属于肺，应当从肺经上治疗。其实很多疾病应当依从经络辨证，经络辨证的特点就是"经络所过，主治所及"。通里能治疗咽痛是因为心经"从心系，上挟咽"。

3. 阴郄（HT 6）　郄穴

【定位】腕横纹上 0.5 寸，尺侧腕屈肌腱的桡侧缘（见图 2-24）。

【主治】①心痛，惊悸；②骨蒸盗汗；③吐血，衄血。

【体会】直刺 0.3～0.5寸。不宜深刺，以免伤及血管和神经。留针时，不可做屈腕动作。阴郄是郄穴，就如同肺经的孔最可以治疗咳血一样，阴郄可以治疗吐血、衄血。当然，

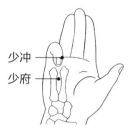

少冲 ——

少府 ——

图 2-25 手少阴心经手部穴位示意图

作为郄穴还可以救急，用于心痛。这个穴位还有个特殊的功效就是治疗盗汗。所谓盗汗就是夜间出汗，醒来后觉得身上出汗尤其是后背出汗，过一会儿汗就消失了，盗汗多半是阴虚的一种表现。

4. 神门（HT 7） 输穴；原穴

【定位】腕横纹尺侧端，尺侧腕屈肌腱的桡侧凹陷处（见图 2-24）。

【主治】①心痛、心烦、惊悸、怔忡、健忘、失眠、痴呆、癫狂痫等心与神志病变；②高血压；③胸胁痛。

【体会】直刺 0.3 ~ 0.5 寸。神门在心经里是最常用的穴位，它是心经的原穴，所以治疗一切和心脏有关的疾病，都可以用神门，比如治疗失眠健忘、心烦惊悸、癫狂痫。神门穴针感不强，穴位表浅，所以很多时候按摩是一个更好的选择。如果大家有失眠的病症，按摩神门穴和内关穴是第一选择。

5. 少冲（HT 9） 井穴

【定位】小指桡侧指甲角旁 0.1 寸（见图 2-25）。

【主治】① 心悸，心痛，癫狂；②热病，昏迷。③胸胁痛。

【体会】浅刺 0.1 寸，或点刺出血。少冲穴主要用于清热息风、醒神开窍、祛风止痉，可用于治疗癫痫、昏迷。按摩这个穴位可以有助于治疗头昏头痛。

（六）手太阳小肠经（Small Intestine Meridian of Hand-Taiyang, SI）

【经脉循行】

【原文】

《灵枢·经脉》："小肠手太阳之脉，起于小指之端，循手外侧上腕，出踝中，直上循臂骨下廉，出肘内侧两骨之间，上循外后廉，出肩解，绕肩胛，交肩上，入缺盆，络心，循咽下膈，抵胃，属小肠。

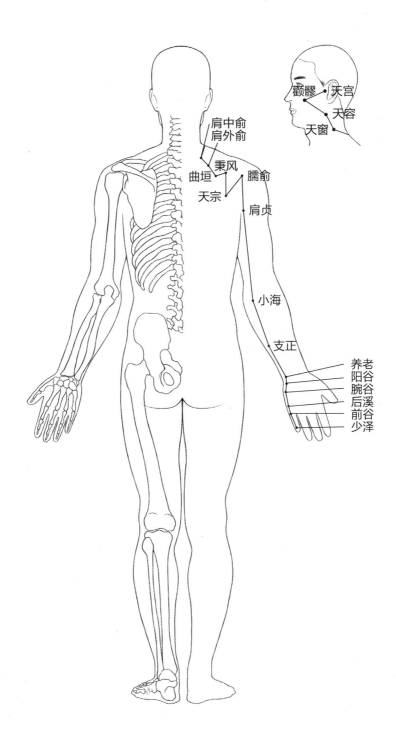

肩中俞
肩外俞
秉风
曲垣
天宗
臑俞
肩贞
小海
支正
养老
阳谷
腕骨
后溪
前谷
少泽
颧髎
天宫
天容
天窗

图 2-26 手太阳小肠经脉循行示意图

"其支者：从缺盆循颈，上颊，至目锐眦，却入耳中。

"其支者：别颊上䪼，抵鼻，至目内眦（斜络于颧）。"

手太阳小肠经起始于手小拇指指端，沿手背外侧上行至手腕，从尺骨茎突出来，随后直接上行顺前臂骨后缘，出于肘部内侧尺骨鹰嘴和肱骨内上髁间，向上经手臂外后缘，从肩胛关节处出，在肩胛部绕行，交会在大椎处，之后进入到锁骨上窝处，联络于心，经咽部食管，向下贯穿横膈，抵达胃，属于小肠。缺盆部的支脉：从锁骨上窝处分出，循行于颈，向上经脸颊部，到达目外眦，回转过来到耳中。颊部的支脉：从面颊部分出，上行颧骨，经鼻旁，到达目内眦，斜行联络于颧骨部（见图2-26）。

【主治概要】

本经腧穴主治头面五官病、热病、神志病及经脉循行部位的其他病症。

【本经腧穴】

1. 少泽（SI 1） 井穴

【定位】小指尺侧指甲角旁0.1寸（见图2-27）。

【主治】①乳痈，乳汁少；②昏迷，热病；③头痛，目翳，咽喉肿痛。

【体会】浅刺0.1寸或点刺出血。孕妇慎用。少泽穴除了治疗昏迷热病以外，还治疗本经热证引起的头痛、咽喉痛。和其他井穴不一样的是少泽可以治疗乳腺疾病，对于哺乳期的妈妈来说，这是个很有用的穴位。乳汁少可以加用合谷、膻中，通经下乳。如果乳汁拥堵在内而得了乳腺炎，可以少泽点刺放血，按摩乳房，消炎清火，通经下乳。大家也可以自己按摩，和少商穴一样，按摩少泽穴只能用指甲掐。

2. 后溪（SI 3） 输穴；八脉交会穴（通于督脉）

【定位】微握拳，第5指掌关节后尺侧的远侧掌横纹头赤白肉际（见图2-27）。

【主治】①头项强痛，腰背痛，手指及肘臂挛痛；②耳聋，目赤；③癫狂病；④疟疾。

【体会】直刺0.5～1寸。后溪穴是小肠经最常用的一个穴位。首先它是输穴，治疗本经的疾病，小肠经经过眼、鼻、耳，所以后溪可以治疗耳鸣耳聋、目赤肿痛等病。更重要的是它是八脉交会穴，通督脉，所以临床上最常用的是用于落枕和急性腰扭伤治疗。我经常使用它来治疗这两个病，扎上针，让病人活动，往往很快就缓解了。这是治疗这种急性扭伤的关键，因为急性扭伤初期往往在局部治疗效果不好。我当住院医师时，曾经治疗过一个我们本院耳鼻喉科的医生，他得了落枕，僵着脖子走进来。我刚刚刺入后溪穴，他立马就觉得颈部可以活动了。快速捻转行针，让他自己活动颈椎，好了大半。然后在颈部找痛点，找到一个扎上行针，疼痛消失后再找下一个，一次就好了。这里要提醒大家，落枕越早治越容易好，治好后要注意休息，当天不能低头干活或者看书、看电脑。急性腰扭伤也用一样的方法治疗，只不过患者往往没法自己活动，需要别人架着先活动。后溪还可以治疗中风后手指挛缩张不开，大家要是身边有脑梗死、脑出血的患者没有完全康复的，可以仔细观察，很多人都手握着张不开。这个症状可以用后溪透合谷，或者合谷透后溪，当时都能够张开，拔了针可能又会握回去一些，但总是比之前要好些。

3. 养老（SI 6） 郄穴

【定位】以手掌面向胸，当尺骨茎突桡侧骨缝凹缘中（见图 2-27）。

【主治】①目视不明；②肩、背、肘、臂酸痛。

【体会】直刺或斜刺 0.5～0.8 寸。强身保健可用温和灸。养老穴顾名思义可以养老，可以强身健体，主要是能够补充阳气，用灸法。它有个特殊的用途就是治疗视力减退、眼球充血。还有就是和后溪穴一样治疗急性腰扭伤、落枕等，用法类似，但是养老穴取穴比较特殊，要求手掌面向胸前，这个姿势比较奇特，所以我临床上也很少扎养老穴来治疗急性扭伤。

4. 支正（SI 7） 络穴

【定位】阳谷穴与小海穴的连线上，腕背横纹上 5 寸（见图 2-27）。

【主治】①头痛，项强，肘臂酸痛；②热病，癫狂；③疣症。

【体会】直刺或斜刺 0.5～0.8 寸。支正穴和腕骨穴一样也可以治疗头痛、颈椎痛、

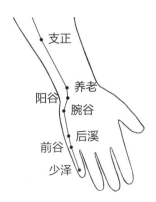

图 2-27 手太阳小肠经手臂部穴位示意图

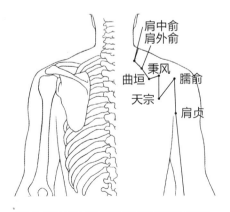

图 2-28 手太阳小肠经肩臂部穴位示意图

局部疼痛，它还有个特殊的治疗作用，就是治疗疣症，这个古籍就有记载，现代也有临床报道，但是我从来没有用过，要是有扁平疣之类的可以自己按摩支正穴，看看有没有效果。

5. 肩贞（SI 9）

【定位】臂内收，腋后纹头上1寸（见图2-28）。

【主治】①肩臂疼痛，上肢不遂；②瘰疬。

【体会】直刺1～1.5寸。不宜向胸侧深刺。肩贞穴是治疗肩周炎的常用穴，在肩关节后下方，肩胛骨外侧缘，三角肌后缘，下层是大圆肌。对于三角肌后束、大圆肌损伤都有效果，我们也经常可以在这里找到明显的压痛点。

6. 天宗（SI 11）

【定位】肩胛骨冈下窝中央凹陷处，约肩胛冈下缘与肩胛下角之间的上1/3折点处取穴（见图2-28）。

【主治】①肩胛疼痛，肩背部损伤；②气喘。

【体会】直刺或斜刺0.5～1寸。遇到阻力不可强行进针。天宗穴也很常用，一般不用在针灸上，而是用在按摩和火罐上。天宗很容易受凉，所以经常有人觉得天宗穴附近的肌肉酸胀不适，拔火罐可以看到颜色较深，拔完后觉得浑身轻松。按摩也经常按揉这个区域，用于治疗肩背痛、颈椎病、肩周炎。

7. 天容（SI 17）

【定位】在下颌角的后方，胸锁乳突肌的前缘凹陷中（见图2-29）。

【主治】①耳鸣，耳聋，咽喉肿痛；②头痛，颈项强痛。

【体会】直刺0.5～1寸。注意避开血管。天容穴实际上是个很生僻的穴位，临床应用较少。我用它主要是治疗咳嗽哮喘，其来源是大学时听了一堂讲座，是著名的《黄帝内经》专家王洪图老教授讲到《黄帝内经》的临床应用，他和他夫人一起用天容穴治疗一个哮喘的病人，让我印象深刻，至今已二十多年，未曾忘却。自己后来行医多年在临床上使用，效果良好。对于咳嗽日久、哮喘的患者，我在多年的治疗过程中摸索出一套行之有效的针药结合的治疗方法，以天容、天突、环状软骨处阿是穴为主穴，选用孔最、列缺、鱼际、风池、丰隆为配穴，中药以止嗽散或定喘汤为主方加减，屡见奇效。

8. 颧髎（SI 18）

【定位】目外眦直下，颧骨下缘凹陷处（见图2-29）。

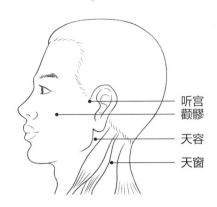

图 2-29 手太阳小肠经头面部穴位示意图

【主治】口眼歪斜，眼睑不自主跳动，齿痛，三叉神经痛。

【体会】直刺 0.3 ~ 0.5 寸，斜刺或平刺 0.5 ~ 1 寸。颧髎穴临床上常用于面瘫和三叉神经痛，尤其是三叉神经中支疼痛，基本都会选用这个穴位。三叉神经痛是常见病，也是难治病，经常反复发作，西医大多是口服卡马西平，有部分疗效不佳，还有部分不能耐受卡马西平的不良反应，所以很多人就来寻求针灸治疗。可以说，针灸局部治疗效果良好，寻找扳机点及在三叉神经通路上进针，但是病情很容易反复。后来我发现从肢体远端取穴，泻三焦经、胃经、肝经的火，可以治疗一些顽固性的三叉神经痛。局部和远端取穴，联合使用，才容易稳定疗效，所以标本兼治才是正理。

9. 听宫（SI 19）

【定位】耳屏前，下颌骨髁状突的后方，张口时呈凹陷处（见图 2-29）。

【主治】①耳鸣、耳聋、聤耳等诸耳疾；②齿痛。

【体会】张口，直刺 1 ~ 1.5 寸。 听宫穴主要用于治疗耳部疾病。听宫穴和下面要讲到的听会穴一样，要求张口取穴，这两个穴位作用相似，只要选一个就行，选哪个就看哪个穴位容易扎出感觉。这两个穴位一定要用 1.5 寸以上的针扎，扎不好的话，下面往往被骨头挡住，无法刺入。刺入 1.5 寸左右，才会出现明显的胀痛感，有的病人形容就像一根棍子一样杵进去。不管耳鸣还是耳聋都需要选这个穴位。现在精神压力太大，很多年轻人得了突发性耳聋，我门诊有很多这样的病人，可是大多是西医治疗完了，没有疗效或者是效果不佳再来针灸治疗的。在这里，我要强调突发性耳聋一定要早期针灸治疗，过了一个月再针灸，效果就要差很多。

（七）足太阳膀胱经（Urinary Bladder Meridian of Foot-Taiyang, BL）

【经脉循行】

【原文】

《灵枢·经脉》："膀胱足太阳之脉，起于目内眦，上额，交巅。

"其支者：从巅至耳上角。

"其直者：从巅入络脑，还出别下项，循肩髆，挟脊抵腰中，入循膂，络肾，属膀胱。

"其支者：从腰中，下挟脊，贯臀，入腘中。

"其支者：从髆内左右别下贯胛，挟脊内，过髀枢，循髀外后廉下合腘中——以下贯腨内，出外踝之后，循京骨至小指外侧。"

足太阳膀胱经起始于目内眦，上行额头部，交于巅顶百会处。巅顶部支脉：从巅顶至耳上颞颥部。巅顶部直行的脉：从巅顶部进入络于脑，然后分出下行项后，经肩胛内侧，挟脊柱，至腰中，循脊旁肌肉进入体腔内，联络于肾脏，属于膀胱。腰部支脉：从腰部分出，向下沿脊柱经臀部，进入腘窝中。后项部支脉：从后项部两侧分出，直下经肩胛骨内缘，挟脊柱内侧，经过股骨大转子，沿大腿后外侧向下，与腰部下行的支脉会合于腘窝中，从此向下经腓肠肌，出行于外踝后面，沿第5跖骨粗隆，达小脚趾的外侧（见图2-30）。

【主治概要】

本经腧穴主治头面五官病，项、背、腰、下肢病症及神志病；位于背部两条侧线的背俞穴及其他腧穴主治相应的脏腑病症和有关的组织器官病症。

【本经腧穴】

1. 睛明（BL 1）

【定位】目内眦角稍上方凹陷处（见图2-31）。

【主治】①目赤肿痛、流泪、视物不明、目眩、近视、夜盲、色盲等目疾；②急性腰扭伤，坐骨神经痛；③心动过速。

【体会】嘱患者闭目，医者左手轻推眼球向外侧固定，左手缓慢进针，紧靠眶缘直刺0.5～1.5寸。遇到阻力时，不宜强行进针。出针后按压针孔片刻，以防出血。睛明穴是用于治疗眼病最重要的穴位，我们常做的眼保健操也有揉按睛明穴。睛明在眶内缘睑内侧韧带中，所以睛明能够治疗近视、视力疲劳，睛明深部为眼内直肌，其间还有滑车上、下神经，所以如果有眼肌麻痹，可以针刺睛明穴。睛明还可以治疗视神经病变、眼底病变，

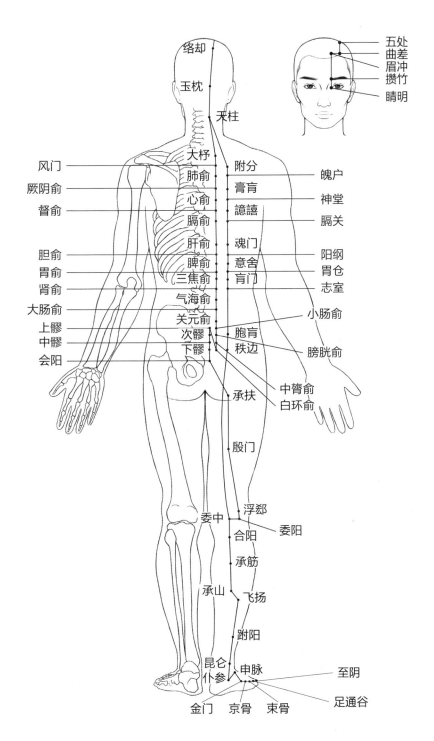

图 2-30 足太阳膀胱经脉循行示意图

但一定需要深刺。睛明的刺法比较特殊，而且睛明比承泣穴、球后穴更容易出血，进针过程一定要缓慢，一旦病人感觉疼痛，就不能再进针，也不要轻易调整方向再针刺。针刺睛明穴方向一定要掌握好，不然容易被眼眶挡住，扎不够深度。对于睛明穴，我印象较深的就是治疗失明的患者，有大人、有小孩，有手术引起、有外伤引起、有出血或肿瘤压迫引起，症状大多都有改善，从没有光感到有光感，从有光感到看清眼前的手指，每一个进步都让我和病人兴奋，但是和所有的神经损伤一样，这些失明的患者，没有一个是可以痊愈的，在针刺几个月后，都放弃了。因为神经恢复都是有时效性的，一旦超过了时间窗口，恢复很困难，而大部分患者早期都是在治疗原发病，还没有时间顾及眼睛，中期都在西医治疗，只有没办法了才会寻求针灸，每每碰到都是这样的患者，无奈中只能死马当活马医，多多少少会有改善。睛明的深层为眼神经，上方为鼻睫神经。眼神经是三叉神经的第一支，为一般躯体感觉神经，所以三叉神经痛有时候在睛明穴也有感觉。我有一次深刻的教训，有一次我的一个同学介绍了一个老乡来看病，她感觉睛明及眼眶、额部有异样感，我仔细查了查，感觉是三叉神经损伤，建议她查肌电图，查出来确实三叉神经轻度受损，她这种不适感有两年了，最近几个月明显加重。我又带她去神经内科、疼痛科、耳鼻喉科，最终也只能诊断为三叉神经损伤。我说那就电针吧，这个是针灸科的治疗范围，扎了十来次，还是没有改善，最后她放弃了。后来半年后我听我同学说，那个病人最终查出来是鼻咽癌，是因为肿瘤局部侵袭造成三叉神经眼支受累，故而呈现上下睑皮肤麻木感。关键是当时CT、MRI都做了，都没有查出鼻咽癌，所以我们都忽视了。所以在这里给大家也提个醒，三叉神经痛是很常见的病，但是三叉神经损伤是很少见的，尤其是在症状持续性加重的情况下，一定要穷追其原因。

2. 攒竹（BL 2）

【定位】眉头凹陷中，约在目内眦直上（见图 2-31）。

【主治】①头痛，眉棱骨痛；②眼睑瞤动，眼睑下垂，口眼歪斜，目视不明，流泪，目赤肿痛；③呃逆。

【体会】可向眉中或向眼眶内缘平刺或斜刺 0.5 ~ 0.8 寸。攒竹穴最常用于呃逆，俗称"打嗝"，呃逆可能是我们科在会诊中遇到最多的病之一，很多情况可以引起呃逆，一般我都是用拇指按压攒竹穴，按压攒竹穴一般需要 1min 以上，用上全身力气，患者有时候有一种憋气感，有很明显的疼痛，大部分患者能够止住疼痛。以我的经验，如果按压攒

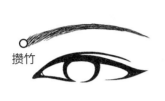

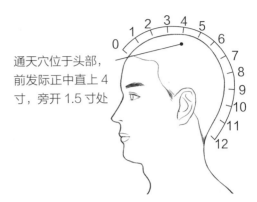

通天穴位于头部，前发际正中直上 4 寸，旁开 1.5 寸处

图 2-31 攒竹穴位示意图　　　　**图 2-32 通天穴位示意图**

竹穴手指下有弹性，有阻力感，一般有效；如果手指下感觉一下就按到了骨头，一般没有效果。这二十年来我治疗成百上千的呃逆患者，用按压攒竹立即止住的起码有 90%，但是当时止住了，不是就完事了，一定要降胃气，针刺足三里、上巨虚、三阴交、内关，用泻法。这样效果才能维持，不然很快就会又开始打嗝。攒竹穴还用于膀胱经头痛，这种头痛伴有眉棱骨痛，从攒竹穴向上一直放射到头顶，针刺该穴效果良好。

3. 通天（BL 7）

【定位】前发际正中直上 4 寸，旁开 1.5 寸，即承光穴后 1.5 寸（见图 2-32）。

【主治】①头痛，眩晕；②鼻塞，鼻衄，鼻渊。

【体会】 平刺 0.3 ~ 0.5 寸。通天和攒竹一样也治疗膀胱经头痛，而且治疗鼻炎、鼻窦炎，通天这个名称有"通窍"的意思在里面。鼻塞不通针刺通天、迎香、上迎香，大多当时就能通了，也可以自己按摩。一般来说，通天穴治疗鼻炎的效果要比鼻窦炎效果好。

4. 天柱（BL 10）

【定位】后发际正中直上 0.5 寸（哑门穴），旁开 1.3 寸，当斜方肌外缘凹陷中（见图 2-33）。

【主治】①后头痛，项强，肩背腰痛；②鼻塞；③癫狂病，热病。

【体会】 直刺或斜刺 0.5 ~ 0.8 寸，不可向内上方深刺，以免伤及延髓。天柱穴在颈椎病中经常使用，尤其是颈椎病引起的肌紧张性头痛，是必选的穴位。此穴在斜方肌起点处，深层为头半棘肌。针刺天柱对于斜方肌的紧张痉挛疼痛均有良好作用。颈椎病的按摩，天柱穴比风池穴和大椎穴都重要，一定要将天柱穴揉开。"天柱，擎天之柱"，它位于头

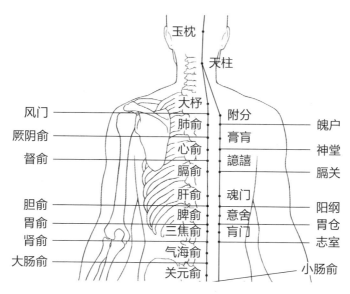

图 2-33 足太阳膀胱经项背部穴位示意图

部和颈椎的交界处，这个位置经常处于紧张状态。平时自身的保养按摩显得尤为重要。

5. 大杼（BL 11） 八会穴之骨会

【定位】第 1 胸椎棘突下，旁开 1.5 寸（见图 2-33）。

【主治】①咳嗽；②项强，肩背痛。

【体会】斜刺 0.5 ~ 0.8 寸。从大杼开始，下面的膀胱经第一侧线都是很重要的穴位，临床上都非常常用，这不单单指的是各个脏腑的背俞穴，那些没有命名为背俞穴的穴位同样也很重要。实际上，我们会发现，上下两三个椎体的膀胱经穴主治范围是相互交叉的，有的时候你如果去找反应点，最好是扩大范围，如果在本脏的背俞穴附近找不到，不如在其上下几个椎体或者是膀胱经第二侧线找找看。比如说咳嗽，当然第一反应是找肺俞穴，要是肺俞找不到，大杼、风门、厥阴俞、心俞附近都可以找找看，如果还找不到可以在膀胱经第二侧线膏肓等穴找找看。反应点就是阿是穴，可以是按上去有条索、结节、压痛，甚至是舒适感，也可以是看上去有隆起、凹陷、色素沉着等。反应点寻找在背部是最常见的，所有的脏腑疾病都可以在这里找到对应的异常点。大家需要的是时间和耐心，多看多摸，慢慢地就熟能生巧。找到反应点后，配合适当的治疗方法，疾病往往就应手而愈。

6. 风门（BL 12）

【定位】第 2 胸椎棘突下，旁开 1.5 寸（见图 2-33）。

【主治】①感冒，咳嗽，发热，头痛；②项强，胸背痛。

【体会】斜刺0.5～0.8寸。风门，听名字就知道治疗受风邪引起的疾病，感冒、咳嗽、头痛等，刚才说了除了这些病，心慌胸闷也可以在这里寻找反应点。第1、2、3椎胸椎体是比较容易发生小关节错位的位置，关节不稳就会造成一系列问题，除了局部的疼痛不适，还会出现脏腑问题。这些问题可以通过调理膀胱经第一侧线来治疗。在这里再说说针刺的方向，所有教科书上都是斜刺向脊柱方向，这个不尽然。很多肌肉疾病，比如肌肉劳损拉伤、肌纤维组织炎，建议还是沿着肌纤维的方向扎，也就是斜刺或者平刺，方向向下。如果是咳嗽、感冒可以斜刺，针尖方向朝向脊柱。

7. 肺俞（BL 13） 肺之背俞穴

【定位】第3胸椎棘突下，旁开1.5寸（见图2-33）。

【主治】①咳嗽、气喘、咯血等肺疾；②骨蒸潮热，盗汗。

【体会】斜刺0.5～0.8寸。肺俞穴肯定是比前两个穴位更常用。大家耳熟能详的"三伏灸"灸的主穴就是肺俞。可以这么说，所有关于肺脏的疾病都可以用肺俞治疗。这里包含西医概念的呼吸系统，比如咽喉、鼻、支气管、气管和肺，也包含中医概念的"肺"，比如中医认为肺主皮毛，所以肺俞还可以治疗皮肤病。年轻人最常见的痤疮，我经常在肺俞穴上放血拔罐，效果非常好。还有很多过敏性皮肤病，比如慢性荨麻疹，是临床上很难治的疾病，但是在我手里，目前只有一例效果欠佳，原因也是因为患者老是不坚持治疗，不能按疗程定期来。治法很简单，就是取大椎、肺俞、膈俞、肝俞、胃俞，交替放血拔罐，一周两次。

8. 厥阴俞（BL 14） 心包背俞穴

【定位】第4胸椎棘突下，旁开1.5寸（见图2-33）。

【主治】①心痛，心悸；②咳嗽，胸闷；③呕吐。

【体会】斜刺0.5～0.8寸。厥阴俞是心包的背俞穴，所以治疗心痛、心慌、失眠等，同样因为它挨着肺俞，所以也治疗咳嗽、胸闷。同时它和心包经的络穴内关一样，治疗恶心呕吐。当然，最重要的还是心脏疾病。十几年前我曾经治疗一个本院的职工，他患有冠心病，经常胸闷，心前区不适。但是他也没有吃药，每周二、五找我穴位注射复方丹参注射液，每次2ml，厥阴俞、心俞和督俞交替使用。后来这个药不生产了，又换成香丹注射液，这样坚持治疗了五六年。

9. 心俞（BL 15） 心之背俞穴

【定位】第 5 胸椎棘突下，旁开 1.5 寸（见图 2-33）。

【主治】①心痛、惊悸、失眠、健忘、癫痫、盗汗等心和神志病变；②咳嗽，吐血。

【体会】斜刺 0.5 ~ 0.8 寸。厥阴俞、督俞、心俞都治疗心脏疾病，但是心俞绝对是最重要的，它不仅治疗西医概念的心脏病，比如冠心病、心律失常，也治疗中医概念的"心"，包括精神异常、脑病等，所以它还治疗失眠、健忘、癫痫。除此之外，中医讲心主血脉，所以心俞还治疗血管疾病。

10. 督俞（BL 16）

【定位】第 6 胸椎棘突下，旁开 1.5 寸（见图 2-33）。

【主治】①心痛，胸闷；②寒热，气喘。

【体会】斜刺 0.5 ~ 0.8 寸。督俞相对于上面两个穴位来说，用途相对简单，就是治疗心痛、胸闷。临床上经常会碰上这样的患者，老是觉得自己心前区不适甚至疼痛，伴有胸闷、心慌等症状。但是查了半天查不出原因来，有的甚至做了冠状动脉血管造影，也没有发现问题。医生会说这是心脏神经官能症，或者直接说这是抑郁症，用药物治疗效果不好。对于这种情况，大家应该找一找后背，在第 5 胸椎上下看看有没有反应点，有没有棘突偏歪，无论是针灸还是正骨还是放血，都可以尝试，会有很好的效果。曾经有个病人，一直心慌，还时不时左侧胸痛，严重时疼痛还向左肩部放射，心电图有房性期前收缩，超声心动图正常，患者吃改善心肌供血的药效果不明显，中药也吃了，也没有啥效果。就来针灸科试试看，说还是不好就下决心做个心血管造影。我从第 1 胸椎开始往下摸，摸到第 6 胸椎感觉棘突向左偏，按压两侧的督俞，左侧有明显的疼痛。于是针刺双侧督俞、第 6 胸椎夹脊，电针连续波，留针 20min。拔针后手法整复第 6 胸椎，患者当时就觉得胸闷豁然开朗。又治疗了几次，胸痛就再也没有犯了。

11. 膈俞（BL 17） 八会穴之血会

【定位】第 7 胸椎棘突下，旁开 1.5 寸（见图 2-33）。

【主治】①呕吐、呃逆、气喘、吐血等上逆之症；②贫血；③荨麻疹，皮肤瘙痒；④潮热，盗汗。

【体会】斜刺 0.5 ~ 0.8 寸。膈俞在背俞穴中是一个用途比较广泛的穴位。它是八会穴中的血会，所以所有跟血和血管有关的疾病，都可以用膈俞治疗。这里的血不仅仅指的是西医的概念，也包括中医的"血"的概念。所以可以治疗贫血，也可以治疗出血，还可以治疗阴血不足引起的潮热盗汗。还有前面在讨论血海穴时提到的皮肤病，治疗方法就是放血拔罐。膈俞还可以治疗和"膈"有关的疾病，最常见的就是打嗝，也就是膈肌痉挛。一般的打嗝，大家可以让患者趴在床上，用拇指使劲点按此穴，如果比较重的可以用电针刺激，取膈俞、肝俞、胆俞、脾俞、胃俞、三焦俞。十几年前，有位患者手术后呃逆十几天没有缓解，请我去会诊。我按照常规扎了足三里、内关、三阴交，点按了攒竹，效果不好，症状没有明显减轻。第二次就选了背俞穴，就是刚才上面说的那几个穴位，治疗后打嗝频率明显降低，总共治疗5次就再也不发作了。当时患者感激万分，对我说打嗝的时候真是难受得痛不欲生，我治好了他的这个病，简直就是救了他的命。

12. 肝俞（BL 18） 肝之背俞穴

【定位】第9胸椎棘突下，旁开1.5寸（见图2-33）。

【主治】①肝疾，胁痛，目疾；②癫狂病；③脊背痛。

【体会】斜刺0.5～0.8寸。肝俞穴也是很常用的穴位，它的治疗范围除了中医概念的肝，也包括西医概念的肝脏，有人用艾灸肝俞治疗肝硬化腹水。我在治疗脾胃疾病时通常要连肝俞一起扎，比如腹胀、恶心、腹痛、胃痛等，这里利用的就是肝脏调理气机的作用。倒是像胁痛很少用肝俞。还要说一个在我们综合性医院非常常见的针灸科会诊内容：肠麻痹、胃潴留。病人大多是腹部手术后出现的这些病症，几乎每天都有这样的患者需要针灸科去会诊，由于手术伤口都在腹部，所以腹部一般没办法取穴，这种情况下，我们都让患者侧卧，扎后背的背俞穴：肝俞、胆俞、脾俞、胃俞、三焦俞、大肠俞。接电针，用连续波，效果良好。有一次，有个本院同事的父亲做完手术，5天没有排气排便，让我帮忙去治疗一下，我就是扎了这几个穴位，就在留针期间，就排气了。这个病大多数在治疗5次之内就痊愈了。如果还不好就要建议做碘油造影，看消化道是不是有梗阻，我碰到过好几次，一般是在胃和十二指肠手术吻合口处狭窄，这是针灸无法解决的。

13. 胆俞（BL 19） 胆之背俞穴

【定位】第10胸椎棘突下，旁开1.5寸（见图2-33）。

【主治】黄疸、口苦、胁痛等肝胆疾患。

【体会】斜刺0.5～0.8寸。教科书上说胆俞治疗黄疸，我没有治疗过，因为这样的病人基本很少来针灸科治疗。倒是口苦针刺胆俞效果很好，曾有一个腰椎间盘突出的病人说自己口苦好多年了，我说我顺手帮你治治看，反正治疗腰椎间盘突出也是扎后背，我只不过是多选了肝俞和胆俞，过几天病人回来复诊就说口苦好多了。胆俞还治疗慢性胆囊炎、胆道结石症，这个就需要找到反应点，可以用针刀来增强刺激。也有报道用埋线来治疗，效果良好。

14. 脾俞（BL 20） 脾之背俞穴

【定位】第 11 胸椎棘突下，旁开 1.5 寸（见图 2-33）。

【主治】①腹胀、纳呆、呕吐、腹泻、痢疾、便血、水肿等脾胃疾患；②背痛。

【体会】斜刺 0.5 ~ 0.8 寸。脾俞和胃俞虽然说理论上一个长于健脾利湿，一个长于和胃降逆，但是实际上临床上两个一般都同时用上，脾俞补益作用较强，所以一般脾胃虚弱的我喜欢选背俞穴。我自己是个脾虚患者，多吃点冷饮，就会腹痛拉肚子。大学时候年轻，饮食不节制，一个学期总有几次，痛得抱着肚子打滚。尤其是夏天，很多次都是让同学给我点按脾俞、胃俞，让气顺了就好了。脾胃虚寒还可以艾灸，个人觉得背俞穴艾灸作用比其他位置艾灸要好，家庭治疗的话可以在网上买个灸盒，让家人帮忙往背上一放，可以把上下的穴位都灸一灸，方便省事。

15. 胃俞（BL 21） 胃之背俞穴

【定位】第 12 胸椎棘突下，旁开 1.5 寸（见图 2-33）。

【主治】胃脘痛、呕吐、腹胀、肠鸣等胃疾。

【体会】斜刺 0.5 ~ 0.8 寸。这里简单介绍一个胃俞常治疗的疾病：肠易激综合征。就像心脏神经官能症一样，肠易激综合征也有一部分是由于椎体小关节紊乱引起，找到反应点，针刺同水平节段的背俞穴，调整椎体位置，疗效较好。肠易激综合征最常出现的反应点多位于胃俞附近，而不是大肠俞附近。

16. 三焦俞（BL 22） 三焦背俞穴

【定位】第 1 腰椎棘突下，旁开 1.5 寸（见图 2-33）。

【主治】①肠鸣、腹胀、呕吐、腹泻、痢疾、水肿等脾胃疾患；②腰背强痛。

【体会】直刺 0.5 ~ 1 寸。三焦俞是个辅助用穴，大多用于气滞、水湿泛滥、胃肠不通，配合肝俞、脾俞、胃俞联合使用。第 12 胸椎和第 1 腰椎是容易出现椎体压缩性骨折的地方，对于老年女性，骨质疏松明显，往往容易出现胸腰椎体压缩性骨折。我的岳母 69 岁，以前有腰椎间盘突出病史。治疗后好了一段时间，去年秋天突然开始出现腰痛，伴下肢放射痛。刚开始以为是腰椎间盘突出症犯了，我针灸了几次不管用，又做了一次针刀还是无效。于是去做了 CT，原来是第 1 腰椎椎体压缩性骨折。她没有外伤史就突然得了这个病，平卧静养了好几个月才慢慢好起来。所以大家要知道，胸腰椎压缩性骨折，有可能没有外伤史，而且疼痛会表现在第 3、4 腰椎处，可能伴有坐骨神经痛和放射痛，容易和腰椎间盘突出症相混淆，需要拍片子鉴别。

17. 肾俞（BL 23） 肾之背俞穴

【定位】第 2 腰椎棘突下，旁开 1.5 寸（见图 2-34）。

【主治】①腰痛；②遗尿、遗精、阳痿、月经不调、带下等生殖泌尿系疾患；③耳鸣，耳聋。

【体会】直刺 0.5～1 寸。从肾俞开始是治疗腰痛的常用穴。俗话说肾虚腰痛，所以肾不虚腰一般不痛。腰肌劳损的腰痛，肾俞是一定要扎的。我记得大学时每当冬至、秋分时期，我们同学就开始灸肾俞和关元穴。关元好办，在肚子上，自己可以拿着灸，肾俞就不好办了，在后背，我有一次自己灸肾俞就把衣服烧了个洞。肾虚容易耳鸣，老年人的耳聋耳鸣就不必说了，年轻人的突发性耳聋，有很大一部分患者也是肾虚。不过由于突发性耳聋的其他穴位都是平躺着扎，肾俞在后背，所以我也很少用。一般都是要求患者回去自己按摩，按摩方法很简单，就是从肾俞开始横擦，一直到腰骶部，擦到局部发热为止。

18. 气海俞（BL 24）

【定位】第 3 腰椎棘突下，旁开 1.5 寸（见图 2-34）。

【主治】①肠鸣腹胀；②痛经，腰痛。

【体会】直刺 0.5～1 寸。气海俞、大肠俞、关元俞这三个穴位是治疗腰痛最常用的穴位，比起肾俞还用得多，因为大部分时候，阿是穴和这三个穴位重合。第 3、4 腰椎，第 4、5 腰椎，第 5 腰椎和第 1 骶椎是腰椎间盘突出最容易发生的地方，也是腰椎受力最大的地方。针刺时要注意寻找压痛点，多数压痛点手底下有厚重感。如果用针刀治疗，往往会引出放射感，这样就会获得良好效果。

19. 大肠俞（BL 25） 大肠背俞穴

【定位】第 4 腰椎棘突下，旁开 1.5 寸（见图 2-34）。

【主治】①腰腿痛；②腹胀，腹泻，便秘。

【体会】直刺 0.8～1.2 寸。大肠俞是大肠的背俞穴，所以治疗腹泻便秘是它的"本职工作"。去年就有个由中国中医科学院领衔的全国范围 15 家医院的多中心试验，针刺

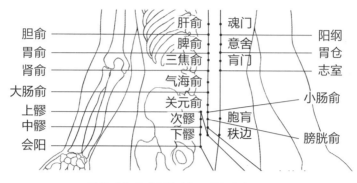

图 2-34 足太阳膀胱经腰背部穴位示意图

治疗慢性难治性功能性便秘随机对照试验，患者分别接受 8 周的电针针刺穴位天枢、腹结、上巨虚和假电针浅刺双侧天枢旁、腹结旁、上巨虚旁非穴点。实验设计没有选择大肠俞，说明大肠俞在便秘的治疗中所占的地位并不是那么重要，反而腰腿痛是它的第一主治范围。

20. 关元俞（BL 26）

【定位】第 5 腰椎棘突下，旁开 1.5 寸（见图 2-34）。

【主治】①腹胀，腹泻；②腰骶痛；③小便频数或不利，遗尿。

【体会】直刺 0.8 ~ 1.2 寸。相比较前两个穴位而言，关元俞还治疗小便频数、不利和遗尿。遗尿俗称尿床，通常指小儿在熟睡时不自主地排尿。一般至 4 岁时仅 20% 的儿童有遗尿，10 岁时 5% 有遗尿，有少数患者遗尿症状持续到成年期。没有明显尿路或神经系统器质性病变者称为原发性遗尿，占 70% ~ 80%。儿童过了 4 岁还经常遗尿的话，就应该治疗了。针灸治疗遗尿有很好的效果，大都一两次就治愈了。有一次，有个本院的同事带了个亲戚家的孩子，8 岁了还时不时遗尿，我就扎了两次，小孩就回老家了，当时也不知道效果，因为这不像痛证，扎完就知道疼痛是否减轻了，遗尿症又不是天天尿床，怎么也需要观察一个月以上。后来过了两年，这个同事又带来一个小孩治疗遗尿，我问她上个小孩怎么样了，她说治疗以后就再也没犯了，所以这回带来的孩子家长听说这么有效，也来北京扎针来了。我治疗遗尿，就选肾俞、关元俞、八髎穴，接电针，用连续波，留针30min。治疗的患者虽然不多，但是至今为止百分之百痊愈。

21. 小肠俞（BL 27） 小肠背俞穴

【定位】第 1 骶椎棘突下，旁开 1.5 寸，约平第 1 骶后孔（见图 2-34）。

【主治】①遗精，遗尿，尿血，尿痛，带下；②腹泻，痢疾，疝气；③腰骶痛。

【体会】 直刺或斜刺 0.8 ~ 1 寸。小肠俞除了治疗腰骶部疼痛及腹泻以外，也治疗男女科疾病。但是我主要还是用小肠俞治疗腰骶部疼痛，男女科疾病一般用八髎穴为多。而小肠俞在骶髂肌起始部和臀大肌起始部之间，这个地方很容易出现肌肉劳损疼痛，是针刀治疗的常用部位。局部有第 1 骶神经后支外侧支、第 5 腰神经后支，也是腰椎间盘突出治疗的常用穴位。

22. 膀胱俞（BL 28） 膀胱背俞穴

【定位】第 2 骶椎棘突下，旁开 1.5 寸，约平第 2 骶后孔（见图 2-34）。

【主治】①小便不利，遗尿；②腰骶痛；③腹泻，便秘。

【体会】直刺或斜刺 0.8 ~ 1.2 寸。膀胱俞在骶棘肌起始部和臀大肌起始部之间，主要用于治疗腰骶部疼痛，用于治疗尿便障碍比较少。

23. 上髎（BL 31）

【定位】第 1 骶后孔中，约当髂后上棘与后正中线之间（见图 2-34）。

【主治】①大小便不利，月经不调，带下，阴挺，遗精，阳痿；②腰骶痛。

【体会】直刺 1 ~ 1.5 寸。上、次、中、下髎统称八髎穴，因为它们作用相似，刺法一样。总的来说，我用的时候习惯把八髎穴都扎上，当然很多人习惯只选择一组穴位。而大家最喜欢的是次髎穴，次髎穴针感强，也容易扎中。上髎也是比较容易被选中的穴位。八髎穴的刺法一般是直刺，但是针尖略向内，因为八髎穴都是在骶后孔中，我们都是摸着凹陷进针，刺中时有沉紧感，但是不提倡放射感。大家注意，八髎穴排列不像膀胱经其他穴位一样，排成一条直线，而是四个穴位排成略向内的弧线。

24. 次髎（BL 32）

【定位】第 2 骶后孔中，约当髂后上棘下与后正中线之间（见图 2-34）。

【主治】①月经不调，痛经，带下等妇科疾患；②小便不利，遗精，疝气；③腰骶痛，下肢痿痹。

【体会】直刺 1 ~ 1.5 寸。一般都认为次髎穴的针感最强，作用也最强。那么次髎穴主要治疗什么疾病呢？简单地说就是男女科泌尿生殖系统疾病，当然还有腰骶疼痛。男科病方面疗效最好的就是治疗早泄和阳痿，用八髎穴和肾俞，腹部用关元和中极，艾灸或针刺都可以。去年我治疗了两个很奇特的病，一个是不射精，一个是逆行射精，都是我们医院男科的主任介绍来的病人。在一次一起吃饭聊天时，我说针灸治疗早泄、阳痿效果很好，他说那回头介绍些病人给我治治，结果介绍了两个这么难治的病人。说实在话，在此之前我都没有见过这种病。不过，既然是同事介绍来的病人，我也不好推辞，因为确实这种病西医也没有什么好办法。我又查了大量的文献，了解了这种病的病因病机，最后我选择了八髎穴和肾俞、中极、关元、水道、太溪、足三里、太冲等穴位。治疗了大概 20 次，逆行射精的病人完全好了，不射精的病人也十次有五次会有高潮而射精。

25. 中髎（BL 33）

【定位】第 3 骶后孔中，次髎穴下内方，约当中膂俞与后正中线之间（见图 2-34）。

【主治】①便秘，腹泻；②小便不利，月经不调，带下；③腰骶痛。

【体会】直刺 1～1.5 寸。妇科病用八髎穴是最多见的，最常见的痛经，每月只要在月经来之前一周开始针灸八髎穴，一直到痛经结束为止，连续治疗几个月，基本都可以痊愈。当然这里要除外子宫内膜异位症，这个病就不是那么好治了，要药物和针刺同时用上方能有效。很多病人有个误区，总觉得月经期腰骶部不能针灸。对于痛经来说治疗的最佳时期就是疼痛的时候针灸，所以无须顾忌。还有慢性盆腔炎针刺八髎穴效果也很好。2013年我随着"和平方舟"医院船去亚丁湾巡诊，历时将近 5 个月，随船的一名翻译，平时经期很准时，可能是对船上的生活和环境不适应，两个多月没有来月经了，小腹难受得不行。因为我经常找她帮忙翻译我的 PPT 和讲稿，所以彼此很熟悉，有一次她就问我有没有办法治疗，我说可以啊，摸了她的脉确实是滑脉，觉得就是该来月经了，扎了八髎穴，第二天月经就来了。后来又过了将近两个月，她又一次月经推迟不来，我也是扎了两次月经就来了。所以月经错后和闭经都是可以针灸的，而且效果奇佳。当然这是建立在子宫内膜已经增殖完毕，只是尚没有脱落而已，此时往往能够摸到明显的滑脉，如果滑脉不明显，就有可能还需要一段时间。对于闭经的患者，一定要明确地询问患者有没有怀孕的可能，不能确定之前不要治疗，因为孕妇的八髎穴是禁止针灸的。

26. 下髎（BL 34）

【定位】第 4 骶后孔中，中髎穴下内方，约当白环俞与后正中线之间（见图 2-34）。

【主治】①腹痛，便秘；②小便不利，带下；③腰骶痛。

【体会】直刺 1～1.5 寸。现在国家政策调整了，要二胎的人多了，不过不孕不育的患者也多了，因为生活压力大、环境差、饮食差、不良习惯多，总之想顺顺利利当妈妈对于一部分人来说是个难题。我也接诊过一些这样的病人，有的有明确的病因，有的没有什么病因。有原因的当然就针对原因治疗，没有原因，各项检查都正常的就是不能怀孕，那怎么办呢？几年前我治疗过一个类似的病人，那是一对姐妹，姐姐陪着妹妹来看病，妹妹治疗的是腰肌劳损，后来姐姐说她也想扎针调理调理，我说："调理什么呀，扎针挺疼的，要保健自己回家按摩好了。"她说："想要孩子，没有避孕1年多了，各项检查都没问题就是怀不上。"我说："那好吧，我帮你调理，这个月你先避孕，下个月再说。"我给她扎了八髎穴、肾俞、脾俞、肝俞、三阴交、太溪，大概就扎了六七次，月经来了就停了，后来也没有消息。过了大半年，她妹妹腰痛又犯了找我来扎针，告诉我她们全家都非常感谢我，姐姐扎针后第二个月就怀上了。一般对于这种病人，要注意配合疏肝、健脾、补肾。而且针刺治疗不孕的话，排卵期后最好不要扎针，因为你不知道她怀没怀上，如果怀上了，扎八髎穴是有流产的风险的。

27. 承扶（BL 36）

【定位】臀横纹的中点（见图2-35）。

【主治】①腰骶臀股部疼痛；②痔疾。

【体会】直刺1～2寸。承扶在臀大肌下缘，是个治疗坐骨神经痛的常用穴位，布有股后皮神经，深层为坐骨神经，深刺很容易诱发经络感传。像这样在神经主干附近的穴位，如果针刺时出现了明显感传，建议还是不要接电针，不然不但患者无法承受，而且还容易造成神经损伤。

28. 委阳（BL 39） 三焦下合穴

【定位】腘横纹外侧端，当股二头肌腱的内侧（见图2-35）。

【主治】①腹满，小便不利；②腰脊强痛，腿足挛痛。

【体会】直刺1～1.5寸。委阳是三焦下合穴，可以治疗小便不利、腹胀等。我很少用到它，即使用到也是用来治疗膝关节炎。

29. 委中（BL 40） 合穴；膀胱下合穴

【定位】腘横纹中点，当股二头肌腱与半腱肌肌腱的中间（见图2-35）。

【主治】①腰背痛，下肢痿痹；②腹痛，急性吐泻；③小便不利，遗尿；④丹毒。

【体会】直刺1～1.5寸，"腰背委中求"，这句话说明了委中穴的第一主治。委中治疗腰痛可以针刺，但更多的是用三棱针点刺腘静脉出血，尤其是急性腰扭伤。委中穴皮下有股腘静脉，深层内侧为腘静脉，最深层为腘动脉，还有股后皮神经、胫神经。针刺不宜过快、过强、过深，以免损伤血管和神经。

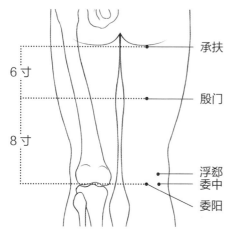

图 2-35 足太阳膀胱经大腿穴位示意图　　　　**图 2-36 膏肓穴位示意图**

30. 膏肓（BL 43）

【定位】第 4 胸椎棘突下，旁开 3 寸（见图 2-36）。

【主治】①咳嗽，气喘，肺痨；②肩胛痛；③虚劳诸疾。

【体会】斜刺 0.5 ~ 0.8 寸。膏肓穴在肩胛骨脊柱缘，有斜方肌、菱形肌，深层为髂肋肌，所以这个位置很容易出现肌肉劳损引起的疼痛。针刺可以斜向下刺，注意不要刺入过深以免引起气胸。膏肓穴更多用于治疗咳嗽等呼吸系统相关疾病，治疗咳嗽、气喘、肺结核的话可以用灸法。膏肓穴还治疗身体正气不足、虚劳多病。这个穴位看名字就可与"病入膏肓"这句成语相联系，所以对一些病程日久、久治不愈的虚劳性疾病，也可以用艾灸膏肓穴来治疗。

31. 秩边（BL 54）

【定位】第 4 骶椎棘突下，旁开 3 寸（见图 2-37）。

【主治】①腰骶痛，下肢痿痹；②小便不利，便秘，痔疾。

【体会】直刺 1.5 ~ 2 寸。秩边穴是治疗坐骨神经痛的常用穴位，我在临床上最喜欢针刺秩边和环跳穴，接电针治疗腰腿痛。也有深刺秩边治疗小便不利和便秘的报道。

32. 承筋（BL 56）

【定位】合阳穴与承山穴连线的中点，腓肠肌肌腹中央（见图 2-38）。

【主治】①腰腿拘急、疼痛；②痔疾。

【体会】直刺 1 ~ 1.5 寸。承山和承筋两个穴位治疗范围差不多，前面说了承扶治疗

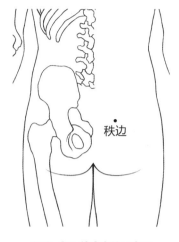

秩边

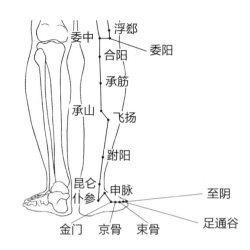

浮郄
委中
委阳
合阳
承筋
承山
飞扬
跗阳
昆仑
申脉
仆参
至阴
金门 京骨 束骨
足通谷

图 2-37 秩边穴位示意图　　　　**图 2-38 足太阳膀胱经小腿及足部穴位示意图**

痔疮、孔最治疗痔疮，其实用承山、承筋治疗痔疮更多见，当然承山、承筋治疗腰腿痛是它们的第一主治范畴，还有就是腓肠肌痉挛，俗称"小腿抽筋"。可能不少人自己都有过抽筋的经历，人为什么会抽筋呢？在中医认为引起腿脚抽筋根本原因不过是三种：一是血和津液滋养不足；二是寒冷刺激；三是外力影响。西医认为抽筋的常见原因有：①疲劳、休息不足导致局部酸性代谢产物堆积，可引起抽筋。如剧烈运动时，肌肉连续收缩过快，走路或运动时间过长，使下肢过度疲劳，可使乳酸堆积，导致抽筋。②睡眠休息过多过长，血液循环减慢，使二氧化碳堆积等。③出汗过多。运动时间长，运动量大，出汗多，又没有及时补充盐分，体内液体和电解质大量丢失出现抽筋。④缺钙。在肌肉收缩过程中，钙离子起着重要作用。当血液中钙离子浓度太低时，肌肉容易兴奋而痉挛。青少年生长发育迅速，很容易缺钙，因此就常发生腿部抽筋。老年妇女雌激素下降，骨质疏松，也会使血钙水平过低而容易出现痉挛。某些慢性疾病，容易引起低钙血症，也会导致抽筋。⑤睡眠姿势不好，如长时间仰卧，使被子压在脚面上，引起抽筋。⑥寒冷刺激。如冬天在寒冷的环境中锻炼，准备活动不充分，或夏天游泳水温较低，都容易引起腿抽筋。晚上睡觉没盖好被子，小腿肌肉受寒冷刺激出现抽筋。承山穴和承筋穴是治疗腓肠肌痉挛的必选穴位。

33. 承山（BL 57）

【定位】腓肠肌两肌腹之间凹陷的顶端处，约在委中穴与昆仑穴之间中点（见图 2-38）。

【主治】①腰腿拘急、疼痛；②痔疾，便秘。

【体会】直刺1~2寸。虽然承山穴和承筋穴主治相同，但是承山穴比承筋穴更常用，一个原因是承山穴更容易定位，刚好在两筋中间的凹陷处，第二个原因是承山穴针感更强。所以针刺承山穴要注意不要用太强刺激，尤其是已经有明显针感的时候。前面说了承山穴、承筋穴是治疗小腿痉挛的必选穴位，那么是按摩好还是针刺好呢？如果是正在发生小腿痉挛，还是按摩为好，就像治疗足球场上运动员抽筋一样，先伸直小腿扳脚尖，牵拉腓肠肌，缓解后拿捏腓肠肌，等到肌肉放松下来，然后再点按承山穴、承筋穴。如果不是正在发作，只是这段时间老犯，那针刺更加有效。直刺得气后，接低频电针，可以有效地控制和减少腓肠肌痉挛的发生。

34. 昆仑（BL 60） 经穴

【定位】外踝尖与跟腱之间的凹陷处（见图2-38）。

【主治】①后头痛，项强，腰骶疼痛，足踝肿痛；②滞产。

【体会】直刺0.5～0.8寸。孕妇禁用，经期慎用。教材上写了昆仑穴孕妇禁用，我也没有查到文献，但是据报道，在产程中针刺昆仑穴可减轻产妇分娩疼痛，是具有可行性的无痛分娩方法。将来大家可以试试看，按摩或者针刺昆仑穴能否加快分娩或减轻疼痛。另外用昆仑穴治疗后头痛和颈椎病效果良好。昆仑穴和太溪穴内外相对，对治疗腰骶部疼痛，两个穴可以同时使用。

35. 申脉（BL 62） 八脉交会穴（通于阳跷脉）

【定位】外踝直下方凹陷中（见图2-38）。

【主治】①头痛，眩晕；②癫狂痫，失眠；③腰腿酸痛。

【体会】直刺0.3～0.5寸。申脉穴是八脉交会穴，通阳跷脉，最大的作用是治疗癫痫，我对这个穴位的临床体会是，和照海穴等配伍，治疗小儿癫痫作用还是挺明显的。当然，也可以治疗局部疾病，踝关节扭伤时，申脉穴是常见的压痛点，所以临床中经常用申脉穴来治疗局部韧带扭伤。

36. 至阴（BL 67） 井穴

【定位】足小趾外侧趾甲角旁0.1寸（见图2-39）。

【主治】①胎位不正，滞产；②头痛，目痛，鼻塞，鼻衄。

【体会】浅刺0.1寸。胎位不正用灸法。前面说了，井穴都可以治疗头面五官疾病，至阴穴也不例外。另外，至阴穴还有个很特殊的用法，治疗胎位不正。我自己没有用过，但是这个用法的临床报道不少，应该可以尝试。

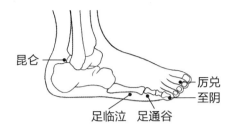

图 2-39 足部部分穴位示意图

（八）足少阴肾经（Kidney Meridian of foot-Shaoyin，KI）

【经脉循行】

【原文】

《灵枢·经脉》："肾足少阴之脉，起于小指之下，斜走足心，出于然谷之下，循内踝之后，别入跟中，以上踹内，出腘内廉，上股内后廉，贯脊属肾，络膀胱。

"其直者，从肾上贯肝、膈，入肺中，循喉咙，挟舌本。

"其支者，从肺出，络心，注胸中。"

足少阴肾经起始于足部小趾下方，向足心方向斜行，从舟骨粗隆下方出来，顺内踝后方，进到足跟中，由此上行于小腿肚内侧方，从腘窝内缘出来，再向上方行走于大腿内侧后缘，经过脊柱，属于肾脏，联络于膀胱。其直行的脉：从肾部分出，上行经过肝脏及横膈，进入到肺部，沿喉咙，挟于舌部。其支脉：从肺部分出，联络于心脏，之后流注到胸中（见图 2-40）。

【主治概要】

本经腧穴主治妇科病、前阴病、肾脏病，以及与肾有关的肺、心、肝、脑病，还有咽喉、舌等经脉循行经过部位的其他病症。

【本经腧穴】

1. 涌泉（KI 1） 井穴

【定位】足趾跖屈时，约当足底（去趾）前 1/3 凹陷处（见图 2-41）。

【主治】①昏厥，中暑，癫狂痫，小儿惊风；②头痛，头晕，目眩，失眠；③咳血，咽喉肿痛，喉痹；④大便难，小便不利；⑤奔豚气；⑥足心热。为急救要穴之一。

【体会】直刺 0.5 ~ 0.8 寸。降邪宜用灸法或药物贴敷。涌泉是肾经的第一个穴位，在气功、武术中多会提及。以前高中时，我总以为涌泉穴在脚心的正中央，但是实际上是

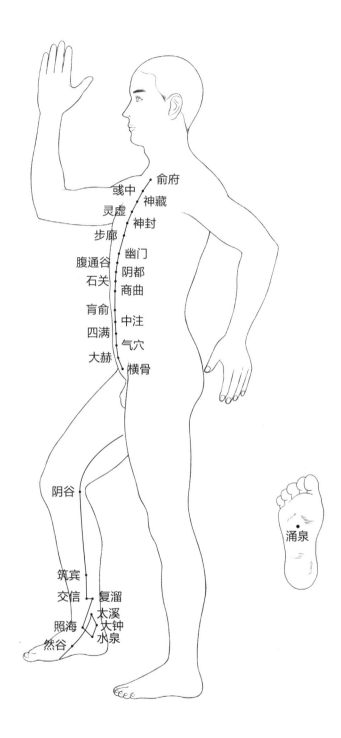

俞府
彧中　神藏
灵虚　神封
步廊
幽门
腹通谷　阴都
石关　商曲
肓俞　中注
四满　气穴
大赫　横骨

阴谷

涌泉

筑宾
交信　复溜
　　　太溪
照海　大钟
然谷　水泉

图 2-40 足少阴肾经脉循行示意图

在足底（去趾）前 1/3 凹陷处。注意是脚掌不是整个脚的 1/3，所以对于整个脚来说只是中点稍往前一点。在我们练习气功或者武术站桩的时候，涌泉穴处就是重心所在的位置。涌泉穴治疗的范围比较广，除了井穴通用的神志病和五官病外，还治疗大便难、小便不利。涌泉是急救要穴，所以它的刺激量非常大，通常用于昏迷等意识不清的时候。平时很少用针去扎，但是按摩和艾灸、贴敷非常常用。我就曾经坚持过 2 年按摩涌泉，每天洗完脚后将涌泉穴擦热了，有助于睡眠。另外涌泉穴贴敷肉桂末可以引热下行，治疗高血压。

2. 然谷（KI 2） 荥穴

【定位】内踝前下方，足舟骨粗隆下缘凹陷中（见图 2-42）。

【主治】①月经不调，阴挺，阴痒，白浊；②遗精，阳痿；③消渴，腹泻，小便不利；④咳血，咽喉肿痛；⑤小儿脐风，口噤。

【体会】直刺 0.5 ~ 0.8 寸。然谷是肾经的荥穴，主要是能泻肾经虚火，所以可以治疗糖尿病，糖尿病中医认为是肺肾阴虚引起的。由于肾经循喉咙，挟舌本，所以还治疗咽痛咳血。至于其他泌尿生殖疾病，是所有肾经穴的主治范畴，就不多说了。然谷穴我们主要用于泻热，有热才用然谷。

3. 太溪（KI 3） 输穴；原穴

【定位】内踝高点与跟腱后缘连线的中点凹陷处（见图 2-42）。

【主治】①头痛，目眩，失眠，健忘，咽喉肿痛，齿痛，耳鸣，耳聋；②咳嗽，气喘，咳血，胸痛；③消渴，小便频数，便秘；④月经不调，遗精，阳痿；⑤腰脊痛，下肢厥冷。

【体会】直刺 0.5 ~ 0.8 寸。太溪穴其重要性在所有 362 个穴位中可以排到前 5 位。曾有某张姓针灸医师因擅长用单穴太溪穴及针药配合治疗疑难杂症，被誉为"张太溪"。在他手里，很多病都可以用太溪穴来治疗。因为肾是先天之本，太溪是肾经的原穴，所有和肾有关的疾病都可以用太溪治疗。太溪穴下有胫神经经过，所以太溪的针感很强，患者会觉得有触电感往涌泉穴方向放射。如果针感太强，建议不要在一个患者身上反复刺激太溪，否则容易损伤胫神经。太溪穴一般用补法，仔细观察和触摸太溪，如果太溪穴肌肉凹陷明显，或者没有弹性，触摸上去觉得手底下很空，一般表示肾经亏虚，可以用补法轻柔持久按摩。简单举个例子，老年人夜尿频多非常常见。有一次，我给一个六十多岁的老太太治疗，她每天夜尿频数，多的七八次，少的也有五六次，严重影响睡眠。一般夜尿多大多为肾虚肾气不固引起。我选择了关元、中极、水道、阴陵泉、足三里、太溪。太溪、足

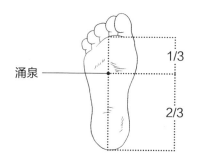

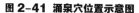

图 2-41 涌泉穴位置示意图

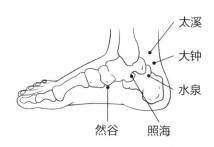

图 2-42 足少阴肾经足跟部穴位示意图

三里用补法，其他平补平泻，针刺两次后夜尿频多的症状就大为好转。类似这样的疾病最好进行手法补泻，不要扎上针就不管了。有一次我实在是太忙了，没有给一个夜尿频多的老太太提插捻转进行手法补泻。结果第二天患者复诊，就说当天远没有前几天效果好。我只好老老实实地给她在太溪穴上用补法，当天，夜尿就比原来明显次数减少了。

4. 大钟（KI 4） 络穴

【定位】太溪穴下0.5寸，当跟骨内侧前缘（见图2-42）。

【主治】①痴呆；②癃闭，遗尿，便秘；③月经不调；④咳血，气喘；⑤腰脊强痛，足跟痛。

【体会】直刺0.3～0.5寸。大钟为肾经络穴，主治和太溪有类似的地方，但是这个地方不容易扎出针感，所以临床上用得少。不久前还有个80岁老爷子挂了号问我几个穴位在哪里，准备回家给自己老年痴呆的老伴按摩，其中就有大钟穴，然后让我用笔点上，用相机拍下来，感念他对老伴一片赤诚之心，我也不厌其烦。不过，大钟虽然有治疗痴呆的作用，但是想要改善，通过按摩是很难达到效果的，远远不如针刺效果好。

5. 照海（KI 6） 八脉交会穴（通于阴跷脉）

【定位】内踝高点正下缘凹陷处（见图2-42）。

【主治】①失眠，癫痫；②咽喉干痛，目赤肿痛；③月经不调，带下，阴挺，小便频数，癃闭。

【体会】直刺0.5～0.8寸。照海是八脉交会穴，通于阴跷脉，阴跷脉的主治病症就是失眠和癫痫，和之前说的申脉作用类似，通常会同时使用。另外，照海也治疗咽喉肿痛，因为肾经循行经过咽喉部。照海也治疗踝关节扭伤，其所处的位置是踝关节内翻扭伤最常见的压痛点。

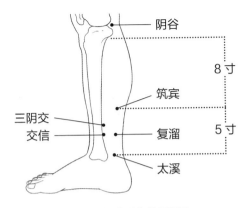

图 2-43 足少阴肾经小腿穴位示意图

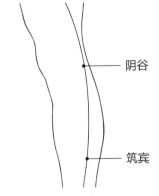

图 2-44 阴谷穴、筑宾穴位置示意图

6. 复溜（KI 7） 经穴

【定位】太溪穴上 2 寸，当跟腱的前缘（见图 2-43）。

【主治】①水肿，汗证；②腹胀，腹泻；③腰脊强痛，下肢痿痹。

【体会】直刺 0.5 ～ 1 寸。复溜我最常用的是治疗下肢水肿和腹水，效果不错。大家知道很多人坐车久了或者飞机坐久了就会下肢水肿，这是因为静脉回流有问题，治疗往往就是用弹力袜，我也尝试穿过，滋味绝对不好受，效果也不怎么样。但是我用阴陵泉和复溜治疗后，效果很明显，虽然没有能够根治，但是已经有改善了。复溜和合谷同用治疗汗证，这个我虽然尝试过，但是效果欠佳，还是吃汤药效果快。

7. 阴谷（KI 10） 合穴

【定位】屈膝，腘窝内侧，当半腱肌腱与半膜肌腱之间（见图 2-44）。

【主治】①癫狂；②阳痿，月经不调，崩漏，小便不利；③膝股内侧痛。

【体会】直刺 1 ～ 1.5 寸。阴谷在半腱肌和半膜肌之间，所以我经常用它来治疗膝关节后侧疼痛，但是对于癫狂和男女科病，我就很少用到阴谷了。

（九）手厥阴心包经（Pericardium Meridian of Hand-Jueyin，PC）

【经脉循行】

【原文】

《灵枢·经脉》："心主手厥阴心包络之脉，起于胸中，出属心包络，下膈，历络三焦。

"其支者，循胸出胁，下腋三寸，上抵腋下，循臑内，行太阴、少阴之间，入肘中，下臂，行两筋之间，入掌中，循中指，出其端。

"其支者，别掌中，循小指次指出其端。"

手厥阴心包经起于胸中，属于心包络，下行经过横膈，分别联络于上、中、下三焦。胸部的支脉：从胸中分出，从胁部出来，下行到腋窝下三寸，又向上至腋窝下，循行于手臂内侧方，在手太阴与手少阴中间，到肘窝部，再向下方前臂的两筋之间循行，随后进入手掌中，沿中指至指端出。掌中支脉：从手掌中分出，沿环指至其指端出（见图 2-45）。

【主治概要】

本经腧穴主治心、心包、胸、胃、神志病，以及经脉循行经过部位的其他病症。

【本经腧穴】

1. 曲泽（PC 3） 合穴

【定位】肘微屈，肘横纹中，肱二头肌腱尺侧缘（见图 2-46）。

【主治】①心痛，心悸，善惊；②胃痛，呕血，呕吐；③暑热病；④肘臂挛痛。

【体会】直刺 1 ~ 1.5 寸，或点刺出血。曲泽穴是心包经的合穴，在肱二头肌腱的尺侧，有肱动、静脉从此通过，最常见的用法是放血，治疗中暑或者是暑热感冒。也可以用来治疗恶心呕吐。

2. 内关（PC 6） 络穴；八脉交会穴（通于阴维脉）

【定位】腕横纹上 2 寸，掌长肌腱与桡侧腕屈肌腱之间（见图 2-46）。

【主治】①心痛，心悸；②胃痛，呕吐，呃逆；③胁痛，胁下痞块；③中风，失眠，眩晕，郁证，癫狂病，偏头痛；④热病；⑤肘臂挛痛。

【体会】直刺 0.5 ~ 1 寸。内关是心包经中最重要的穴位，也是人体正经穴位中最重要的穴位之一。它是络穴，也是八脉交会穴。"公孙冲脉胃心胸，内关阴维下总同。"内关可以用于治疗脾胃病、心血管病和胸闷气机不畅。我曾经治疗一个车祸后全身多处骨折的 20 多岁的患者，做完手术后重症监护室请我去会诊，因为这个患者大便不通四五天了，患者出车祸前刚好是吃完宴请坐车回家，我去的时候已经做完手术 4 天，病情稳定，意识也清楚了，主要是因为腹部胀满、不排气、不排便而请我去会诊。这种情况在外科很多见，都会请我们针灸科会诊。我扎了一次针，第二天回访时大便都通了，当天排了五六次，宿便全出。正准备离开时，重症监护室的医生问："你看这个心率那么快，针灸能不能起作用？"患者术后有心电监护，一看监护仪上显示心率 140~150 次 /min，医生说，没办法，一降心率血压就跟着降下去，也就只能维持在这个水平。我说可以试试。我还真没有

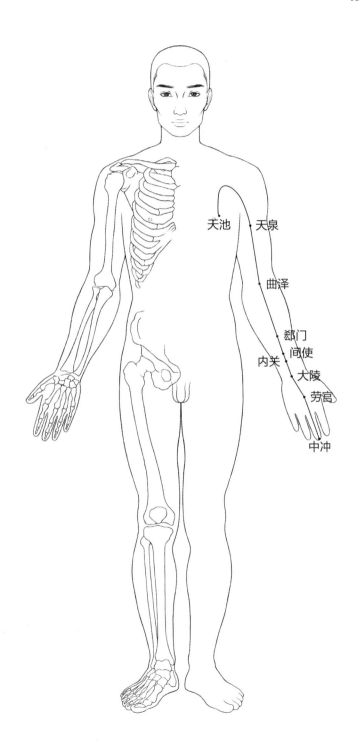

天池　天泉

曲泽

郄门
间使
内关　大陵
　　　劳宫

中冲

图 2-45 手厥阴心包经脉循行示意图

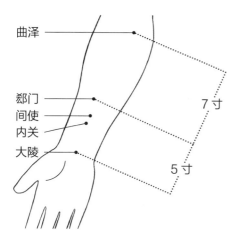

图 2-46 手厥阴心包经下臂部穴位示意图

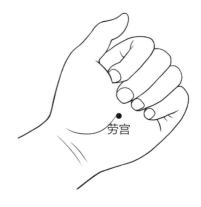

图 2-47 劳宫穴位置示意图

在心电监护下降心率的经验，取内关、丰隆，快速捻转，泻法。5min 后，心率就下降到 130 次 /min 左右，再行针 30min，心率维持在 120 次 /min。我也挺高兴的，因为血压没有任何变化。第二天我再去针灸，还是选这两个穴，心率从 120 次 /min 降到了 90 次 /min，大功告成。原来患者的基础心率也有 80 多次，后来打电话回访，医生说心率以后也没有再升上来。另外内关还治疗打嗝、恶心呕吐、晕车晕船。还是我上大学的时候，有一年寒假回家，乘京沪线的绿皮车，过来人都可以想象有多痛苦，中途上车的都是从窗口爬进来的，车门基本挤不进来。有两个 20 来岁的小姑娘在苏州站从窗户爬进来，刚开始还是很高兴的，毕竟好多人都没有爬上来，可是没过多久就不行了，车厢里人挤人，空气污浊得很，有个小姑娘就晕车了想吐，我们连忙把窗户边的位置让给她，吐的是涕泪横流，最后胃都吐空了，开始吐清水了，还是止不住。我看不下去，就说如果不嫌弃我刚学会针灸，我给你扎两针吧，小姑娘可能是不好意思拒绝，就让我扎了两针，一针合谷、一针内关，留针半小时，结果她到了杭州站下车时已经有说有笑了，再也没有吐过。大家如果没有带针，外出碰上晕车，使劲掐这两个穴位，也一样有效果。

3. 大陵（PC 7）输穴；原穴

【定位】腕横纹中央，掌长肌腱与桡侧腕屈肌腱之间（见图 2-46）。

【主治】①心痛，心悸；②胃痛，呕吐，口臭；③胸胁满痛；④喜笑悲恐，癫狂痫；⑤臂、手挛痛。

【体会】直刺 0.3 ~ 0.5 寸。大陵这个穴比较尴尬，它是心包经的原穴，所以有关心包经的疾病，大陵穴都可以治疗。但是刚才说了内关穴，内关穴的主治范围更广，大陵穴能治的内关穴都能治，关键是内关穴容易扎出针感来，大陵穴在腕横纹上，皮肤薄，肌肉少，不易产生针感。所以大家都喜欢扎内关穴，而忽视了大陵穴。

4. 劳宫（PC 8） 荥穴

【定位】掌心横纹中，第2、3掌骨中间（见图2-47）。简便取穴法：握拳，中指尖下是穴。

【主治】①中风昏迷，中暑；②心痛，烦闷，癫狂痫；③口疮，口臭；④鹅掌风。

【体会】直刺0.3～0.5寸。为急救要穴之一。劳宫穴也是气功中常用的穴位，基本上位于手掌的中心。站桩时很多时候要求两手劳宫穴相对，虚虚抱球，劳宫穴会产生轻微的气感。劳宫穴是心包经的荥穴，主要用于泻心包经之火。心包有热，口臭、口疮是其直接表现，所以劳宫穴最大的作用是治疗口臭、口疮，可以按摩，也可以针刺。但是劳宫穴位于手心，扎针是很痛的，所以通常都不用于针刺，只有像中风昏迷、中暑等急救时才使用。

5. 中冲（PC 9） 井穴

【定位】中指尖端的中央（见图2-48）。

【主治】①中风昏迷，舌强不语，中暑，昏厥，小儿惊风；②热病。

【体会】浅刺0.1寸；或点刺出血。为急救要穴之一。中冲位于中指指端，这和其他井穴不一样。针刺的话都是治疗中风昏迷，大部分情况都是点刺放血，治疗中暑、小儿惊风及高热。

（十）手少阳三焦经 （Triple Enerzer Meridian of Hand-Shaoyang，TE）

【经脉循行】

【原文】

《灵枢·经脉》："三焦手少阳之脉，起于小指次指之端，上出两指之间，循手表腕，出臂外两骨之间，上贯肘，循臑外上肩，而交出足少阳之后，入缺盆，布膻中，散络心包，

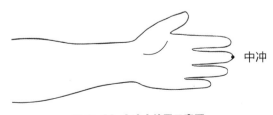

图 2-48 中冲穴位置示意图

下膈，遍属三焦。

"其支者，从膻中，上出缺盆，上项，系耳后，直上出耳上角，以屈下颊至颐。

"其支者，从耳后入耳中，出走耳前，过客主人，前交颊，至目锐眦。"

手少阳三焦经起始于环指末端，向上出于小手指和环指中间，沿手背及腕部，行于前臂外桡骨与尺骨中间，再向上贯穿肘部，循行于手臂外侧，至肩部，与足少阳经交会，出其后面，进入缺盆部即锁骨上窝，布于胸中，散络于心包，随后向下经过横膈，依次属于上、中、下三焦。胸中的支脉：从胸中向上出于锁骨上窝，又上行颈项部，连系耳后，并直上，从耳部出来，向上行走至额角，再弯转向下到脸颊，直至眼下部。耳部的支脉：从耳后分出，进入到耳中，出来行走于耳前，与前脉交会在脸颊部，直至目外眦（见图 2-49）。

【主治概要】

本经腧穴主治头、目、耳、颊、咽喉、胸胁病和热病，以及经脉循行经过部位的其他病症。

【本经腧穴】

1. 关冲（TE 1） 井穴

【定位】环指尺侧指甲根角旁 0.1 寸（见图 2-50）。

【主治】①头痛，目赤，耳鸣，耳聋，喉痹，舌强；②热病，心烦。

【体会】浅刺 0.1 寸，或点刺出血。为急救要穴之一。关冲和其他井穴一样治疗头面五官疾病和热病，没有其他特殊之处。

2. 液门（TE 2） 荥穴

【定位】第 4、5 掌指关节之间的前缘凹陷中（见图 2-50）。

【主治】①头痛，目赤，耳鸣，耳聋，喉痹；②疟疾；③手臂痛。

【体会】 直刺 0.3 ~ 0.5 寸。液门在荥穴中还是比较常用的，用于治疗头痛、目赤肿痛、耳鸣、耳聋。液门穴还是平衡针中的"颈痛穴"，可以治疗颈部不适，立竿见影。平衡针是王文远教授所创，一般用 0.35mm 直径的针，快速刺入 0.8 寸左右，随即拔除，即刻效果非常明显。

3. 中渚（TE 3） 输穴

【定位】手背，第 4、5 掌骨小头后缘之间凹陷中，当液门穴后 1 寸（见图 2-50）。

【主治】①头痛，目赤，耳鸣，耳聋，喉痹；②热病；③肩背肘臂酸痛，手指不能屈伸。

【体会】 直刺 0.3 ~ 0.5 寸。中渚穴的应用范围和频率就要远远大于液门，它是少阳

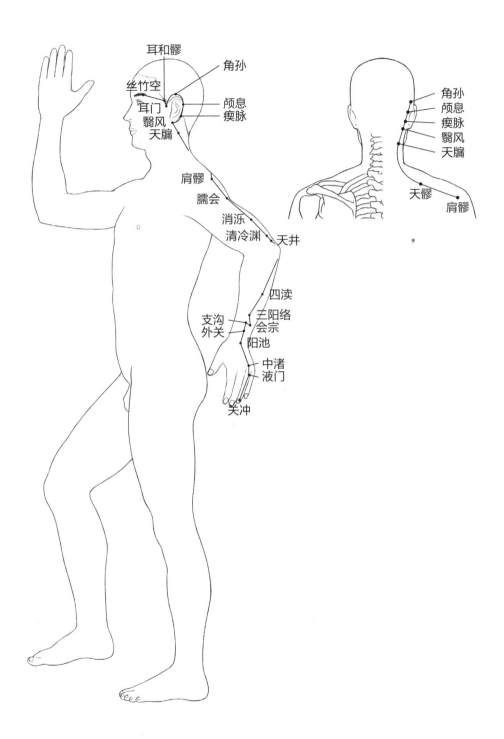

图 2-49 手少阳三焦经脉循行示意图

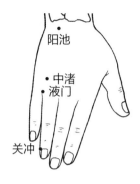

图 2-50 手少阳三焦经手部穴位示意图

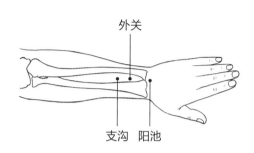

图 2-51 外关穴、支沟穴、阳池穴位置示意图

经头痛常选穴位，也是治疗耳鸣、耳聋常选穴位。突发性耳聋是这两年我治疗的比较多的疾病。作为医生，治疗一种疾病大抵经过这几个阶段：一个病刚接触觉得没有头绪；治好几个以后，就觉得没什么难的；再治几年，觉得自己还有很多未知的；再使劲钻研几年觉得这病也就这样，有能治好的，有治不好的。突发性耳聋对于我来说，无论西医还是中医方面，都需要再深入研究，需要再看书、再请教、再体会、再兼容并蓄，形成自己的治疗特色。有一个在我们医院治疗突发性耳聋的患者群，把我拉进去，我也参加了我们医院耳聋的联合门诊，在我这里治疗的病人也不少，但是痊愈的很少。总的来说，可以分两种病人：一种是发病一周之内就来我这里针灸了，至今为止都好了，当然这样的病例太少了，也就十几个；而大多数都是西医治疗效果不佳再转投针灸治疗的，大概是 3 周以后，有的甚至是 3 个月以后，效果都不怎么样。所以在这里告诫读者，以后要是碰到突发性耳聋，一定劝他立即就诊，尽早针灸。手少阳三焦经起于环指末端，经颈部上行联系耳内及耳前后，所以它的穴位都能治疗耳部疾患。中渚、液门和外关、支沟，我经常是交替使用，因为一方面要追求针感，一方面耳聋治疗时间较长，如果总扎一个穴位会引起神经损伤。

4. 外关（TE 5）络穴；八脉交会穴（通阳维脉）

【定位】腕背横纹上 2 寸，尺骨与桡骨正中间（见图 2-51）。

【主治】①热病；②头痛，目赤肿痛，耳鸣，耳聋；③瘰疬，胁肋痛；④上肢痿痹不遂。

【体会】直刺 0.5 ～ 1 寸。外关穴很常用，虽然它的作用强度不如内关穴，但是是三焦经的最重要的穴位，可以治疗头面五官病，尤其是三焦经的热证。外关是这样一个穴位，基本上三焦经的病症都能治疗，能够通行三焦经之气血，所以并不是针对某个病症它有特殊疗效，而是当想到需要调理三焦经的气血时，我们第一个想到的就是外关穴。

5. 支沟（TE 6） 经穴

【定位】腕背横纹上 3 寸，尺骨与桡骨正中间（见图 2-51）。

【主治】①便秘；②耳鸣，耳聋，暴喑；③瘰疬，胁肋疼痛；④热病。

【体会】直刺 0.5 ~ 1 寸。支沟的第一主治就是便秘，虽然是三焦经的穴位，可是对于便秘，支沟可以润肠通便，比大肠经的合谷还要更加常用。支沟也可通行三焦之气，泻三焦之热，治疗耳鸣、耳聋。此外，支沟穴还可用于运动系统疾病，如肩背部软组织损伤、急性腰扭伤。

6. 臑会（TE 13）

【定位】肩髎穴与天井穴连线上，肩髎穴下 3 寸，三角肌后缘（见图 2-52）。

【主治】①瘰疬；②瘿气；③上肢痹痛。

【体会】直刺 1 ~ 1.5 寸。臑会穴在臂臑之侧，臑俞之下，因此叫"臑会"。治肩项瘿肿、臂酸无力等症。按臑会之意，为三臑之会穴。臑会属手少阳经穴，又为手、足少阳经及阳维脉之交会穴，故治疗范围广泛。可以用于治疗淋巴结肿大、甲状腺结节等较为特殊的病症，也治疗肩关节及上肢病症。

7. 翳风（TE 17）

【定位】乳突前下方与耳垂之间的凹陷中（见图 2-53）。

【主治】①耳鸣，耳聋；②口眼歪斜，牙关紧闭，颊肿；③瘰疬。

【体会】直刺 0.5 ~ 1 寸。翳风是治疗耳鸣、耳聋的常用穴，治疗耳聋我最喜欢取的局部穴位就是翳风、率谷、听宫，但是翳风处布有耳大神经，深层为面神经干，所以翳风连电针时有时针感太强，患者不容易接受。同时翳风也可以治疗面神经炎，我还经常用翳风穴治疗打嗝。按摩翳风是常用的保健方法，可以耳聪目明、头脑清醒。面神经炎初期，耳后疼痛明显的，可以在翳风穴或者乳突穴注射地塞米松，能起到迅速消炎止痛的作用。有一天我接诊了个哺乳期的妈妈，患者面瘫了，耳后疼痛很明显，但是她不想用任何药物，我就给她在翳风穴处用三棱针点刺，用真空抽气罐放血，第二天来复诊疼痛已明显减轻。这是中医减轻面神经急性炎症最有效的方法之一。

8. 角孙（TE 20）

【定位】当耳尖发际处（见图 2-53）。

【主治】①头痛，项强；②目赤肿痛，目翳；③齿痛，颊肿。

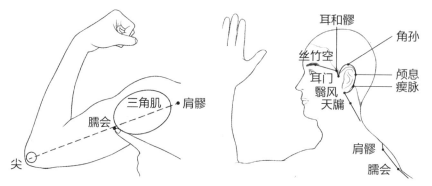

图 2-52 肩髎穴、臑会穴位置示意图   图 2-53 手少阳三焦经头面部、肩部穴位示意图

【体会】平刺 0.3 ~ 0.5 寸。我用角孙穴主要是治疗少阳头痛。但是角孙有个比较特殊的治疗方法：灯心草灸角孙穴治疗流行性腮腺炎。取粗而疏松的灯心草蘸香油点燃后点灸病侧的角孙，听到"啪"一声即迅速脱离穴位。一次即可，有报道显效率达 90% 以上。

9. 耳门（TE 21）

【定位】耳屏上切迹前，下颌骨髁状突后缘，张口有孔处（见图 2-53）。

【主治】①耳鸣，耳聋，聤耳；②齿痛，头颌痛。

【体会】微张口，直刺 0.5 ~ 1 寸。耳门和听宫、听会按从上到下排列，作用相似，针法相同，没有必要再介绍了。耳门这个穴位最不容易扎，因为张口后大多数只是听宫和听会有凹陷，耳门需要张大口，有的人在耳门的位置根本不出现凹陷，或者有凹陷也不容易进针。在治疗下颌关节紊乱的时候，耳门无须张口，就在下颌骨髁状突后缘进针，也不需要扎出强烈针感，只要有胀感就可以。我曾经治疗过一个下颌关节紊乱的患者，平时张嘴吃饭都费劲，不敢大笑，看了好多家医院，都说没有什么办法。来我这里也是朋友介绍的，病程已经 1 年多了，我给她扎下颌关节周围的穴位，比如上关、下关、耳门、听宫、听会等，松解周围的韧带肌肉，然后双手大拇指伸到她嘴里，用纱布垫在后槽牙上，向下牵引下颌关节，持续几秒钟后边牵引边向后上方复位，反复 3 次。针刺每周 3 次，复位每周 1 次，现在已经基本恢复正常。

（十一）足少阳胆经（Gallbladder Meridian of Foot-Shaoyang，GB）

【经脉循行】

【原文】

《灵枢·经脉》："胆足少阳之脉，起于目锐眦，上抵头角，下耳后，循颈，行手少阳之前，至肩上，却交出手少阳之后，入缺盆。

"其支者，从耳后入耳中，出走耳前，至目锐眦后。其支者，别锐眦，下大迎，合于手少阳，抵于頔，下加颊车，下颈，合缺盆，以下胸中，贯膈，络肝，属胆，循胁里，出气街，绕毛际，横入髀厌中。

"其直者，从缺盆下腋，循胸，过季胁，下合髀厌中。以下循髀阳，出膝外廉，下外辅骨之前，直下抵绝骨之端，下出外踝之前，循足跗上，入小指次指之间。

"其支者，别跗上，入大指之间，循大指歧骨内，出其端，还贯爪甲，出三毛。"

足少阳胆经起始于目外眦，上行至额角，再向下至耳后，沿脖颈，循行于手少阳经之前，至肩上后退出，交会于手少阳经，出其后，进入到锁骨上窝部。耳部的支脉：从耳后分出，进入到耳中，出来行走于耳前方，至目外眦后面。外眦部的支脉：分出于目外眦，向下至大迎，与手少阳经交会后，抵至目眶下方，向下经过颊车，从颈下行会合前脉在锁骨上窝处，由此下行进入到胸中，贯穿横膈，联络于肝脏，属于胆，顺胁肋里面，出于腹股沟动脉处，环绕阴部毛际，横行进入髋关节处。缺盆部直行的脉：从锁骨上窝分出，向下行走在腋窝下，经过胸部和季胁，向下与前脉会合在髋关节处，随后由此下行于大腿的外侧，经过膝骨外缘，再由腓骨前面向下抵至腓骨下端，从外踝前方出来，经足背上，进入到第四脚趾外侧。足背部的支脉：从足背部分出，进入第一、第二跖骨之间，并沿大趾内侧出其末端，随即回过来贯穿趾甲，至甲后毫毛部（见图 2-54）。

【主治概要】

本经腧穴主治肝胆病，侧头、目、耳、咽喉、胸胁病，以及经脉循行经过部位的其他病症。

【本经腧穴】

1. 瞳子髎（GB 1）

【定位】目外眦外侧 0.5 寸，眶骨外缘凹陷中（见图 2-55）。

【主治】①头痛；②目赤肿痛、畏光流泪、内障、目翳等目疾。

【体会】平刺 0.3 ~ 0.5 寸，或三棱针点刺出血。头痛时最常用，大家可以针刺或者放血，同时，也可以用于眼科的各种疾病，我经常用它治疗外展神经麻痹，一般和球后穴联合使用。单纯的外展神经麻痹，是比较少见的，我们经常会发现它跟其他支配眼肌的神经同时出现障碍，比如动眼神经、滑车神经，有时候也会出现面神经和三叉神经的问题。对于相邻颅神经的损伤，我们要考虑好几个方面，有可能是局部的炎症，有可能是肿瘤压迫，还有

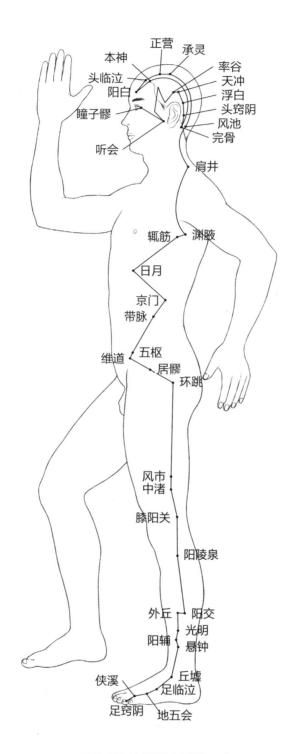

图 2-54 足少阳胆经脉循行示意图

可能是脑出血或脑梗死。笔者曾经接诊过一个 27 岁的小伙子，发病两天，出现典型的左侧周围性面瘫症状，就是没有耳后疼痛，没有受凉病史，给予针刺治疗，口服泼尼松。第二天患者在网上工作站咨询，说眼睛不能对焦。复诊时查体发现左侧眼球外展略受限，左侧凝视轻微复视，是外展神经损伤的症状，遂建议神经科就诊。查头颅 MRI，显示基底节前下方见 18mm×14mm×13mm 占位，增强考虑低级别胶质瘤。这里，大家要注意到，患者先出现面神经的损伤，然后再出现外展神经损伤，是一个进行性加重的过程，两者间隔只有三天，我们就要考虑，有可能是多颅神经炎，但是最有可能是肿瘤压迫引起的。当时我跟学生讲，让面瘫患者做头颅 CT 排查，有点过度医疗的意思，但是不做的话，有时候就会出现误诊，所以我们一定要对病人说明，让他自己选择做还是不做。大部分患者都不会去做，但是一旦出现其他症状，我们就一定要警惕是否有可能是其他疾病，不要自以为是地做诊断。这个患者我们就给他赢得了手术的机会，一旦进一步加重，就有可能出现脑疝等严重的并发症。

2. 听会（GB 2）

【定位】耳屏间切迹前，下颌骨髁状突后缘，张口有孔处（见图 2-56）。

【主治】①耳鸣，耳聋，聤耳；②齿痛，口眼歪斜。

【体会】微张口，直刺 0.5 ~ 0.8 寸。听宫、听会主治范畴一样，刺法一样，由于这两个穴位针感比较强，而且针刺后患者容易出现疼痛，故需要交替使用。说了那么多治疗耳鸣、耳聋的穴位，我给大家简单介绍一下关于耳鸣、耳聋的自我预防和保健，无论是突发性耳聋，还是老年人听力下降，都可以用这种方法。第一步：双手示指和中指放置在两侧听宫、听会穴上，沿着耳门——角孙——耳后高骨——翳风——耳前，回到听宫、听会穴上，一边按揉一边沿上述路线运行，遇到有明显酸胀疼痛的位置，多停留按摩 1min，如此循环六次；第二步：双手拇指向上点按乳突、风池各 1min；第三步：双手拇指、示指夹持耳郭，从耳尖到耳垂，按揉牵拉 1min；第四步：鸣天鼓，用双手掌根将耳郭折向前，遮掩住耳道，用示指弹击枕骨粗隆，每天睡前进行 36 次。

3. 上关（GB 3）

【定位】下关穴直上，颧弓上缘（见图 2-57）。

【主治】①耳鸣，耳聋，聤耳；②齿痛，面痛，口眼歪斜，口噤。

【体会】直刺 0.3 ~ 0.5 寸。上关穴和下关穴相比较而言用得比较少，也用于耳聋、耳鸣，还用于牙痛、面痛，最常用的是下颌关节紊乱。上关穴教材上多直刺，但是在用于

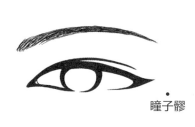

图 2-55 瞳子髎穴位置示意图

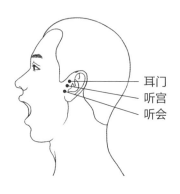

图 2-56 耳门穴、听宫穴、听会穴位置示意图

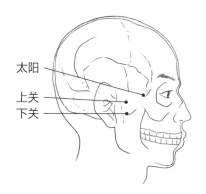

图 2-57 太阳穴、上关穴、下关穴位置示意图

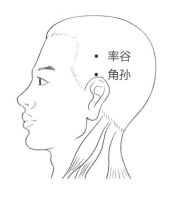

图 2-58 率谷穴、角孙穴位置示意图

下颌关节紊乱时，很多时候我都是斜刺，接电针，用连续波，松解下颌关节周围的韧带。

4. 率谷（GB 8）

【定位】耳尖直上，入发际 1.5 寸（见图 2-58）。

【主治】①头痛，眩晕；②小儿急、慢惊风。

【体会】平刺 0.5 ~ 0.8 寸。率谷是治疗少阳经头痛常用穴位，能够疏解少阳经引起的头痛、头晕及其他一切上焦症状。我经常用率谷穴和太阳穴，作为一组对穴，连电针，选择连续波，频率 2Hz，治疗偏头痛、失眠、抑郁和焦虑。这几种病往往是相互联系、同时存在的。现在抑郁症和焦虑症患者非常多，轻中度的抑郁、焦虑，针灸治疗效果良好。但是重度焦虑，应该让心理科或精神科医生介入治疗。由于很多病人不认为自己心理有疾病，在听了一些养生讲座以后，总觉得自己属于经络不通、气血不调之类，对于这样的病人，一定要推荐他去心理科就诊。让他确诊以后，明白自己是有心理疾患，然后再进行针灸治疗，以免造成医疗纠纷。因为这样的患者，情绪波动大，往往针灸的效果容易被其不良的心理暗示所抵消。针灸是通过激发人体自我调节能力来治疗疾病的，一旦病情变化的范围超出了这种调节能力，还是需要外来药物治疗。

5. 风池（GB 20）

【定位】胸锁乳突肌与斜方肌上端之间的凹陷中，平风府穴（见图2-59）。

【主治】①中风、癫痫、头痛、眩晕、耳鸣等内风为患者；②感冒、鼻塞、衄衂、目赤肿痛、畏光流泪、耳聋、口眼歪斜等外风为患者；③颈项强痛。

【体会】针尖微下，向鼻尖斜刺0.8~1.2寸。风池深部中间为延髓，必须严格掌握针刺的角度与深度。风池穴是头部的重要穴位，"风池"，顾名思义，可以治疗和风相关的疾病，不管是内风引起的还是外风引起的，都可以用风池穴来治，比如肝风内动所导致的中风、头痛、眩晕、癫痫，又比如外风引起的感冒、头痛、鼻炎、口眼歪斜，都是风池的治疗范围。另外它也可以用来治疗局部病症，如颈椎病、后枕部疼痛等。风池穴的刺法很重要，尤其是针刺的方向。总结起来说：针尖要针对病所。比如，鼻炎就针尖对鼻部，目赤肿痛针尖对眼睛，咽喉痛针尖对喉咙。针刺风池穴大多以泻法为主。大三的时候我在保定中医院见习，经络注射室的医生让我扎的第一针就是风池穴，至今为止印象深刻。那是我第一次在诊室里扎一个患者，以前虽然在自己身上，在亲戚、朋友或者同学身上扎过很多次了，但还是第一次在诊室里，接诊一个陌生的患者，而且扎的是风池穴这样一个有一定危险性的穴位。当时，或者是至今为止，这是我最用心去扎的一针，真的是全神贯注。那是一个感冒的患者，她来是为了治疗腰腿痛，由于感冒，她不停地流鼻涕，很难受。老

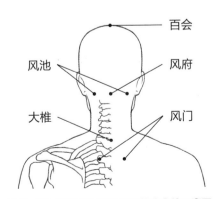

图2-59 足少阳胆经头项部部分穴位示意图

师治疗完她的腰腿痛后对我说："你给她扎一针，治治感冒吧！"我选了风池穴，针尖对准她的鼻尖方向扎进去，得气后快速捻转，2min后，患者的鼻涕就流了出来，然后鼻子就通了。所以实际上，针灸除了临床经验外，专心致志很重要，真心诚意很关键。

6. 肩井（GB 21）

【定位】肩上，大椎穴与肩峰连线的中点（见图2-60）。

【主治】①颈项强痛，肩背疼痛，上肢不遂；②难产，乳痈，乳汁不下；③瘰疬。

【体会】直刺0.5～0.8寸。内有肺尖，不可深刺；孕妇禁针。可能绝大多数人都知道肩井穴，因为很多人肩井穴有明显压痛。肩井穴下有斜方肌，深部为肩胛提肌与冈上肌。这三条肌肉都容易受损，可以摸到很明显的条索和结节，在针灸和按摩中，治疗颈肩痛，必选肩井穴。肩井穴还是诸阳经的交会穴，在感冒的时候提拿肩井穴有发汗通阳作用。同时肩井穴在针刺时一定要小心，它是一个针刺时非常容易引起气胸的穴位，其用于治疗颈肩痛时，假如是单纯斜方肌损伤，针刺深度较浅，风险不大。如果是肩胛提肌和冈上肌的损伤，需要深刺，一定要注意方向和深度，这是一个有风险的穴位，但是又是个常用穴。古代的时候，肩井穴还用于治疗难产，所以孕妇禁针。我擅长用针刀治疗颈肩痛，肩井穴也是一个经常需要松解的部位，用针刀更需要慎之又慎，扎浅了没有效果，扎深了容易造成气胸。为此我在国际上率先开展了超声引导下针刀治疗，在超声下可以清晰地看到各个肌肉层次，治疗起来更加放心大胆，大大提高了治疗效果。后来我又进一步将这个方法用于其他骨伤科疾病，并且在SCI上发表了多篇相关文章，成为我的一个治疗特色，探寻出新的治疗手段。

7. 京门（GB 25） 肾之募穴

【定位】侧卧，第十二肋游离端下际处（见图2-61）。

【主治】①小便不利，水肿；②腹胀，肠鸣，腹泻；③腰痛，胁痛。

【体会】直刺0.5～1寸。京门是肾之募穴，"肾司二便"，所以京门治疗小便不利、腹胀腹泻，还常常用于治疗局部疼痛。京门相对于其他募穴来说，临床上用得还是比较少。

8. 带脉（GB 26）

【定位】侧卧，第十一肋骨游离端直下平脐处（见图2-62）。

【主治】①月经不调，闭经，赤白带下；②疝气；③腰痛，胁痛。

【体会】直刺1～1.5寸。带脉基本上位于人体的侧面正中、平脐的位置，从它的名

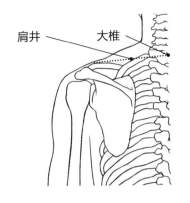

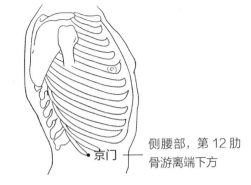

侧腰部，第12肋骨游离端下方

图 2-60 肩井穴、大椎穴位置示意图　　　　**图 2-61 京门穴位置示意图**

字我们就可以知道，带脉是治疗带下病及其他妇科疾病的常用穴位。当然了，它还治疗局部的腰痛和胁肋痛。在治疗以腹部肥胖为主的单纯性肥胖时，我也经常使用带脉穴。

9. 居髎（GB 29）

【定位】侧卧，髂前上棘与股骨大转子高点连线的中点处（见图2-63）。

【主治】①腰腿痹痛，瘫痪；②疝气，小腹痛。

【体会】直刺1 ~ 1.5寸。居髎也是治疗坐骨神经痛、股外侧皮神经痛常用的穴位，还可以治疗臀中肌、臀大肌的疼痛。居髎穴主要用于治疗阔筋膜张肌的病症。阔筋膜张肌位于大腿上部前上外侧，主要作用是屈髋关节，长期开车的司机师傅，因为要踩刹车和油门，髋关节经常需要维持在屈曲状态，阔筋膜张肌容易出现痉挛疼痛，松解阔筋膜张肌的重点部位就在居髎穴及髂前上棘一带，可以用针灸或者按摩。

10. 环跳（GB 30）

【定位】侧卧屈股，当股骨大转子高点与骶管裂孔连线的外1/3与内2/3交界处（见图2-63）。

【主治】①腰胯疼痛，下肢痿痹，半身不遂；②遍身风疹。

【体会】直刺2 ~ 3寸。环跳在臀大肌、梨状肌下缘，有臀下皮神经、臀下神经，深部正当坐骨神经。环跳这个穴位太著名了，一说起它，我就想到我们大学宿舍的一个同学，经常嘲笑一位著名的武侠小说名家把环跳穴写到胳膊上。基本上只要得过坐骨神经痛、腰椎间盘突出症的患者，都会知道环跳穴。我们上大学时也以扎出环跳穴的强烈针感为荣，大学三年级时候，我在保定市中医院见习，针灸科的一位主任医师非常擅长扎环跳。拿三四寸的

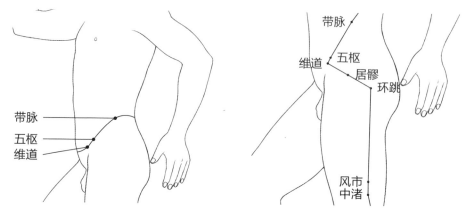

图 2-62 带脉穴、五枢穴、维道穴位置示意图　图 2-63 足少阳胆经腰腿部穴位示意图

针，选好体位一针下去，针感一下就能够到达脚踝。像出现这样的针感的部位，是不能够接电针的，不然患者疼痛难忍，无法接受。如果是以臀部局部疼痛为主，建议还是不要出现明显的放射针感。如果是以下肢痛为主，环跳出现明显的放射针感，治疗效果会更加显著。

11. 风市（GB 31）

【定位】大腿外侧正中，腘横纹上 7 寸。或垂手直立时，中指尖下是穴（见图 2-63）。

【主治】①下肢痿痹、麻木，半身不遂；②遍身瘙痒。

【体会】直刺 1～1.5 寸。风市在阔筋膜下，此处有股外侧皮神经、股神经肌支。针刺的角度和方向具体根据是什么疾病而定。我自己就曾得过股外侧皮神经炎，表现在风市周围有一片区域明显感觉障碍，针刺上去有一种麻胀感，摸上去有一种麻木感，使劲按压没有疼痛，范围大概有手掌大，这种疾患的治疗方法一般是围刺、平刺或斜刺，不用直刺，因为其损伤部位就在皮肤。治疗坐骨神经痛时，风市穴也是常用穴位，我们就应该直刺 1～1.5 寸。如果是全身瘙痒，应该用梅花针叩刺刺络放血。

12. 阳陵泉（GB 34） 合穴；胆之下合穴；八会穴之筋会

【定位】腓骨小头前下方凹陷中（见图 2-64）。

【主治】①黄疸、胁痛、口苦、呕吐、吞酸等胆腑病；②膝肿痛，下肢痿痹、麻木；③小儿惊风。

【体会】直刺 1～1.5 寸。阳陵泉穴是胆经中最重要的穴位，它可以用于治疗跟胆经有关系的所有疾病，而且它又是八会穴中的筋会，所以，它可以治疗膝关节炎、下肢麻木疼痛之类的筋病，同时它又可以跟太冲配合使用来治疗小儿惊风。阳陵泉在腓骨小头下方，针刺时可以先直刺，然后调整针尖方向，向下方斜刺，针感可以沿着胆经一直沿小腿外侧向下方传导。针刺阳陵泉穴多用泻法。

13. 光明（GB 37） 络穴

【定位】外踝高点上5寸，腓骨前缘（见图2-64）。

【主治】①目痛，夜盲；②胸乳胀痛；③下肢痿痹。

【体会】直刺0.5～0.8寸。光明是胆经的络穴，从它的名字就可以看出，它主要用于治疗眼部疾病，比如目赤肿痛、夜盲。我经常用它治疗视力下降，和眼周围的穴位配合使用。它也可以用于治疗胸胁胀痛和下肢无力、坐骨神经痛等。

14. 悬钟（GB 39） 八会穴之髓会

【定位】外踝高点上3寸，腓骨后缘（见图2-64）。

【主治】①痴呆，中风，半身不遂；②颈项强痛，胸胁满痛，下肢痿痹。

【体会】直刺0.5～0.8寸。悬钟是八会穴之髓会，所以又叫绝骨。我们可以用它补肾填精，强壮筋骨，所以可以治疗一些下肢无力、半身不遂的病人，由于它可以补肾填精，所以它还可以用于治疗阿尔茨海默病。阿尔茨海默病是一个非常难治的疾病，针灸治疗阿尔茨海默病，相对于药物来说，即时效果更加良好。只是针灸治疗只能由医生来操作，患者需要经常来院就诊，无法像药物一样回家服用，所以，我们也无法观察到长期针灸治疗的阿尔茨海默病患者效果怎么样。但是从以往的经验看，针灸治疗阿尔茨海默病，短期内效果非常好，由于病例较少，也无法和药物进行对照研究。针灸在改善患者的记忆力、生活自理能力、语言能力等方面都会有帮助。绝骨穴是非常常用的穴位，多数用补法，针刺时一定要注意扎在筋骨之间，针感以胀痛为主，教材上都是在腓骨后缘取穴，我习惯于在外踝直上的腓骨前缘进针，针感更为强烈，当然，我的意见只能作为参考。

15. 丘墟（GB 40） 原穴

【定位】外踝前下方，趾长伸肌腱的外侧凹陷中（见图2-64）。

【主治】①目赤肿痛，目生翳膜；②颈项痛，腋下肿，胸胁痛，外踝肿痛；③下肢痿痹。

【体会】直刺0.5～0.8寸。丘墟是胆经的原穴，能治疗大部分与胆经相关的疾病。但是丘墟的第一主治作用却是局部作用，治疗足内翻。足内翻多见于下肢瘫痪，尤其是偏瘫患者最容易见到。我们最常使用的是丘墟透照海，摸着丘墟的凹陷不深，很容易触及骨头，但是只要找好角度，3寸针是可以穿过去到达照海的位置的。丘墟透照海就和之前讲

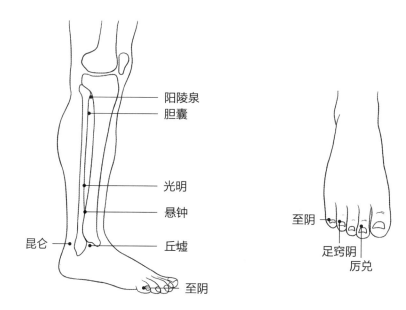

图 2-64 足少阳胆经小腿穴位示意图　　　　**图 2-65 足窍阴穴位置示意图**

到的合谷透后溪一样，是治疗瘫痪的必学刺法，一个是解决足内翻，一个是解决手指不张，都是肌力不足、肌张力失衡造成的，这两个透刺手法效果都立竿见影。

16. 足窍阴（GB 44）井穴

【定位】第四趾外侧趾甲根角旁 0.1 寸（见图 2-65）。

【主治】①头痛，目赤肿痛，耳鸣，耳聋，咽喉肿痛；②胸胁痛，足跗肿痛。

【体会】浅刺 0.1 寸，或点刺出血。作为井穴，同样治疗头面五官疾病，和其他井穴比较没有什么特殊的地方。

（十二）足厥阴肝经（Liver Meridian of Foot-Jueyin，LR）

【经脉循行】

【原文】

《灵枢·经脉》："肝足厥阴之脉，起于大指丛毛之际，上循足跗上廉，去内踝一寸，上踝八寸，交出太阴之后，上腘内廉，循股阴，入毛中，环阴器，抵小腹，挟胃，属肝，络胆，上贯膈，布胁肋，循喉咙之后，上入颃颡，连目系，上出额，与督脉会于巅。

"其支者，从目系下颊里，环唇内。

"其支者，复从肝别贯膈，上注肺。"

足厥阴肝经起始于足大趾背毫毛部，向上沿足背内侧走行，经内踝前一寸，上行到内踝上八寸，与足太阴经交会，出其后方，向上经腘窝内侧，并沿大腿内，进入到阴毛处，环行绕过阴部，抵达小腹，挟于胃，属于肝脏，联络于胆，又贯穿横膈而上，布散在胁肋部，循行至喉咙的后方，上行进入到鼻咽处，连接"目系"，上行出于额头部，在巅顶部和督脉交会。"目系"的支脉：从"目系"分出，向下走于脸颊里，再绕于嘴唇里。肝部的支脉：从肝部分出来，贯穿横膈，上行注于肺部（见图2-66）。

【主治概要】

本经腧穴主治肝、胆、脾、胃病，妇科病，小腹、前阴病，以及经脉循行经过部位的其他病症。

【本经腧穴】

1. 大敦（LR 1） 井穴

【定位】足大趾外侧趾甲根角旁约0.1寸（见图2-67）。

【主治】①疝气，小腹痛；②遗尿，癃闭，五淋，尿血；③月经不调，崩漏，缩阴，阴中痛，阴挺；④癫痫，善寐。

【体会】浅刺0.1～0.2寸，或点刺出血。大敦的第一主治是疝气，现在临床上针灸科很少遇见这样的病人，患者大多去外科就诊，但有报道经手法复位失败的难复性疝改用针刺大敦治疗可以获效。所以尤其是小儿疝气，在不急于手术的情况下，可以尝试按摩或者针刺大敦。本穴还用于治疗月经不调，配合隐白，直接艾炷灸，有补益肝脾、调理冲任的作用，主治功能性子宫出血。

2. 行间（LR 2） 荥穴

【定位】足背，当第1、2趾间的趾蹼缘上方纹头处（见图2-67）。

【主治】①中风，癫痫；②头痛，目眩，目赤肿痛，青盲，口歪；③月经不调，痛经，闭经，崩漏，带下，阴中痛，疝气；④遗尿，癃闭，五淋；⑤胸胁满痛；⑥下肢内侧痛，足跗肿痛。

【体会】直刺0.5～0.8寸。行间在各经的荥穴中，相对而言算是常用穴位。主要用于泻肝经之火，清肝经风热。针刺时针尖略向下斜刺该穴0.5～1寸，使局部酸胀感向足背放射，行间和太冲主治范围相似，行间胜在清热的力量较强，而太冲穴行气力量较强。所以行间用于去火，像目赤、头胀痛用行间较好，太冲用于疏肝，像月经不调、胸胁满痛、

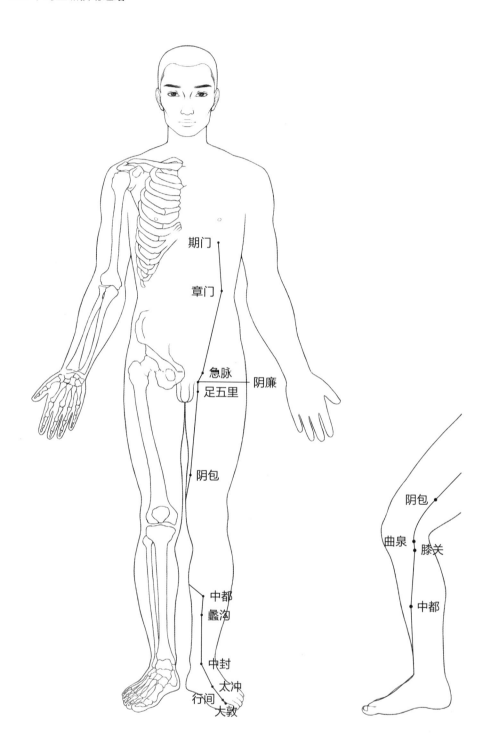

期门

章门

急脉 —— 阴廉
足五里

阴包

中都
蠡沟

中封
太冲
行间
大敦

阴包

曲泉 · 膝关

中都

图 2-66 足厥阴肝经脉循行示意图

中风、癫痫用太冲较好。这两个穴位都可以用于平日保健调理，按摩时手法宜重，泻法为主。

3. 太冲（LR 3） 输穴；原穴

【定位】足背，第1、2跖骨结合部之前凹陷中（见图2-67）。

【主治】①中风，癫狂病，小儿惊风：②头痛，眩晕，耳鸣，目赤肿痛，口歪，咽痛；③月经不调，痛经，闭经，崩漏，带下；④胁痛，腹胀，呕逆，黄疸；⑤癃闭，遗尿；⑥下肢痿痹，足跗肿痛。

【体会】直刺0.5～0.8寸。太冲穴是肝经的第一要穴，它经常用于疏解肝经气机不畅，所以一切需要疏肝解郁的疾病都可以用太冲穴来治疗。比如眩晕耳鸣、月经不调、胁痛腹胀。也可以用于一些肝阳上亢的疾病，用于引热下行，比如中风、癫痫、小儿惊风。太冲经常配合阳陵泉穴和期门穴，同时应用于肝胆经表里同治。

4. 章门（LR 13） 脾之募穴；八会穴之脏会

【定位】第十一肋游离端下际（见图2-68）。

【主治】①腹痛，腹胀，肠鸣，腹泻，呕吐；②胁痛，黄疸，痞块，小儿疳疾。

【体会】直刺0.8～1寸。章门穴是脾之募穴，八会穴之脏会。说起来应该很重要和常用，但是实际上用于治疗脾胃疾病远没有中脘穴、足三里穴、三阴交穴用得多。主要原因一个是针刺章门穴有一定风险，右侧在肝脏下缘，左侧在脾脏下缘，遇到肝脾肿大的患者容易扎伤内脏。所以平时我们要是碰到需要用章门穴的时候，最好问一声患者是否有肝脾大，或者是否做过腹部超声。章门穴我主要用于治疗肝脾不和引起的脾胃病。这样的患者很多，在临床上我往往会配合中药，最常用的基础方就是小柴胡汤加金铃子散。也有患者不能够耐受中药，单纯针灸效果也很好，尤其是治疗腹胀腹痛，配合中脘、足三里、内关、太冲，在很短的时间里就会取得良好疗效。

5. 期门（LR 14） 肝之募穴

【定位】乳头直下，第六肋间隙，前正中线旁开4寸（见图2-68）。

【主治】①胸胁胀痛，乳痛；②呕吐，吞酸，呃逆，腹胀，腹泻；③奔豚；④伤寒热入血室。

【体会】斜刺或平刺0.5～0.8寸，不可深刺，以免伤及内脏。本穴为肝经的最末一穴，从此处肝经之气血注入肝脏，所以对于熟悉仲景《伤寒论》的医生来说，期门穴是很熟悉的一个穴位，用于治疗"伤寒热入血室"。简单说就是治疗经期发热后出现闭经、发热，

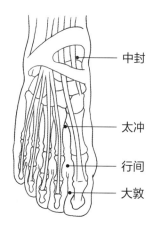

图 2-67 足厥阴肝经足部穴位示意图

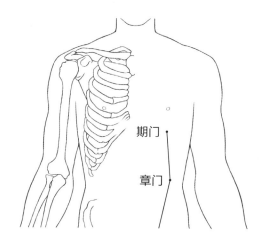

图 2-68 期门穴、章门穴位置示意图

严重的甚至出现神志症状。服用小柴胡汤，并且刺期门，可以引热外行。期门穴最常用于治疗胸胁胀痛、乳腺炎或者乳腺结节，这些病主要是由于肝气不舒引起。现代人情绪紧张，精神抑郁的人太多了，尤其是女性，表现出来的就是乳腺增生，对这种病，控制情绪是第一要务。期门穴也可以作为自己保健按摩用，平时可以用手掌沿肋间隙，从大包穴一直斜擦到期门穴，擦热为止。

二、奇经八脉

奇经八脉除了任、督二脉及带脉的循行没有争议外，其他五脉各个经典中描述各有侧重，在这里我们主要还是参考《黄帝内经》《难经》和《奇经八脉考》。经络所过的穴位也是选取教材收载穴位作为标准。对于奇经八脉除了任、督二脉以外的六脉，古往今来的研究都比较少，没有很好地挖掘它们的功效，我这个后学者也不例外，只有些许体会，仅供借鉴。

（一）督脉（Governor Meridian，GV）

【经脉循行】

【原文】

《难经·二十八难》："督脉者，起于下极之输，并于脊里，上至风府，入属于脑。"

督脉起于小腹内，下出于会阴部，向后、向上行于脊柱的内部，上达项后风府，进入脑内，上行巅顶，沿前额下行鼻柱，止于上唇内龈交穴（见图2-69）。

【主治概要】

本经腧穴主治神志病，热病，腰骶、背、头项等局部病症及相应的内脏病症。

【本经腧穴】

1. 长强（GV 1） 督脉络穴

【定位】跪伏或胸膝位，当尾骨尖端与肛门连线的中点处（见图2-69）。

【主治】①腹泻，痢疾，便血，便秘，痔疮，脱肛；②癫狂病，瘛疭，脊强反折。

【体会】紧靠尾骨前面斜刺0.8～1寸；不宜直刺，以免伤及直肠。长强穴主要用来治疗痔疮，不过我也很少用，但是可以在小儿腹泻的时候，进行按摩或者艾灸。癫狂病可以在长强穴针刺或者埋线，总而言之，由于它位置的特殊性，所以临床上用得还是比较少。我还曾经用它治疗尾骨端疼痛，取得了良好疗效。长强穴针刺都是斜刺，得气后局部略有胀感，一般治疗尾骨端疼痛，就直接扎在骨面上。但是在气功练习中，长强是非常重要的一个穴位，因为它是督脉的第一穴，在我们所说的运行小周天时，任脉之气必须与督脉之气相连，或者说气从任脉往督脉运行时，长强穴是第一个必须要过的关卡。

2. 腰俞（GV 2）

【定位】正当骶管裂孔处（见图2-70）。

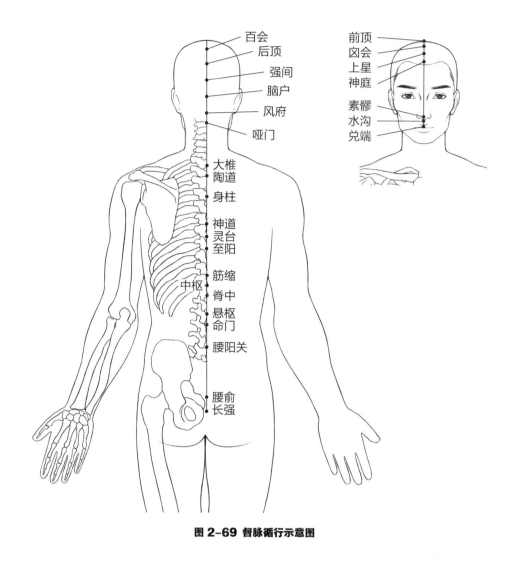

图 2-69 督脉循行示意图

【主治】①腹泻，痢疾，便血，便秘，痔疮，脱肛；②月经不调，闭经；③腰脊强痛，下肢痿痹。

【体会】向上斜刺 0.5 ~ 1 寸。腰俞这个穴位，我们平时是基本不用的，在这里介绍它是因为我们需要从这个地方进行骶管注射，这是属于西医的范畴了，但是毕竟针灸科最常见的疾病就是腰椎间盘突出症，在腰 5 骶 1 椎间盘突出，有椎管内的炎症时，有些时候我们也会进行骶管注射，而腰俞刚好位于骶管裂孔处，所以我们需要明确它的位置。

3. 腰阳关（GV 3）

【定位】后正中线上，第 4 腰椎棘突下凹陷中；约与髂嵴相平（见图 2-70）。

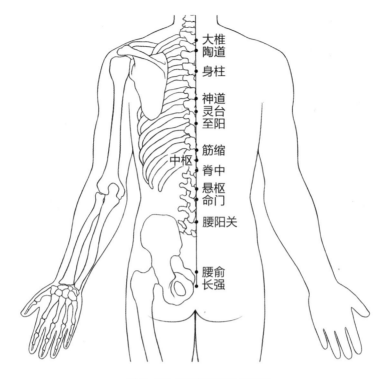

图 2-70 督脉背部穴位示意图

【主治】①腰骶疼痛，下肢痿痹；②月经不调，赤白带下；③遗精，阳痿。

【体会】向上斜刺 0.5～1 寸。多用灸法。腰阳关是重要的体表标志之一，它刚好和髂嵴相平，也就是我们平时系皮带的位置，所以往往通过腰阳关来定位腰背部各个穴位。很多人可能会误认为腰最细的位置就是肾俞和命门所在，实际上不是的，腰最细的位置是腰阳关和它旁边的大肠俞，所以腰疼我们扎的阿是穴最多的是位于大肠俞和腰阳关附近，而不是肾俞，因为无论是腰椎间盘突出症还是腰肌劳损，最常见的患病部位都是位于腰 3、腰 4、腰 5、骶 1 等位置，因为这几个位置相对来说受力最大。不久前我的诊室里来了一个中医药大学的实习医生，我在告诉他如何定位时，就提到了这个问题。我们治疗腰肌劳损痛或者腰椎间盘突出症时，经常针灸或按摩的穴位，实际上是气海俞、大肠俞、关元俞，而不是肾俞。

4. 命门（GV 4）

【定位】后正中线上，第 2 腰椎棘突下凹陷中（见图 2-70）。

【主治】①腰脊强痛，下肢痿痹；②月经不调，赤白带下，痛经，闭经，不孕；③遗精，阳痿，精冷不育，小便频数；④小腹冷痛，腹泻。

【体会】向上斜刺 0.5 ~ 1 寸，多用灸法。毫无疑问，命门穴是全身阳气的根本所在，我记得上大学的时候曾经听过一次讲座，老师说命门火不灭，这人就能活下来；命门火衰败，这生命就不能持久。但是实际上我们在扎针的时候很少扎命门，命门多用于保健，艾灸命门，是补肾阳的最佳方法，对一切寒证都可以用艾灸命门来治疗。在阴阳交替的季节，比如春分、秋分、冬至和夏至，是进行艾灸命门的最佳时节。我们上大学的时候，一到这四个时节，尤其是冬至，走在男生宿舍的楼道里，就可以闻到各个宿舍门里透出艾草的味道，推开门都是烟雾缭绕，那都是在艾灸命门。督脉总督一身阳经，而命门是一身阳气之根本所在。

5. 筋缩（GV 8）

【定位】后正中线上，第 9 胸椎棘突下凹陷中（见图 2-70）。

【主治】①癫狂痫；②抽搐，脊强，背痛，四肢不收，痉挛拘急；③胃痛，黄疸。

【体会】向上斜刺 0.5 ~ 1 寸。督脉行于脊中，上贯入脑，为诸阳之海，筋缩顾名思义可以缓解筋脉挛缩，故又可治疗癫痫。同时筋缩在第 9 胸椎棘突下，和肝俞平齐，所以还能治疗与肝相关的很多疾病，比如抽搐、脊背强直、黄疸等。

6. 身柱（GV 12）

【定位】 后正中线上，第 3 胸椎棘突下凹陷中；约与两侧肩胛冈高点相平（见图 2-70）。

【主治】①身热头痛，咳嗽，气喘；②惊厥，癫狂痫；③腰脊强痛；④疔疮发背。

【体会】 向上斜刺 0.5 ~ 1 寸。身柱穴在第 3 胸椎棘突下凹陷中，和肺俞平齐，所以它的主治范围和肺俞类似，可以治疗外感及咳嗽气喘。身柱穴顾名思义是人身之柱，像脊背强直疼痛、抽搐、癫痫都可以用它治疗。

7. 陶道（GV 13）

【定位】后正中线上，第 1 胸椎棘突下凹陷中（见图 2-70）。

【主治】①热病，疟疾；②恶寒发热，咳嗽，气喘，骨蒸潮热；③癫狂，脊强。

【体会】向上斜刺 0.5 ~ 1 寸。陶道是人身上重要的骨性标志，一定要注意和大椎区别开，很多人不能分清它和大椎穴，因为很多人第 1 胸椎和第 7 颈椎棘突都很明显地隆起。一般可以这样来区别：让患者转头，手摸上去，棘突跟着头一起转动的就是大椎，不一起动的就是陶道。陶道的主治范围和身柱差不多。有些人坐姿不正，看电脑时头向前探，久而久之，大椎和陶道的位置会出现一个明显的隆起，这个隆起不仅让人觉得这个地方有不适感，而且会影响上位颈椎的受力方向，导致第 5、6 颈椎和第 6、7 颈椎椎间盘突出。解决的根本方法就是改变坐姿和站姿，知易行难，我治疗过很多这样的患者，有的是得了颈椎病来找我，有的就是因为这个"鼓包"来找我。去年有个慕名而来的东北姑娘，为了颈椎病从遥远的满洲里来北京找我用小针刀治疗，效果很好，但是这个"鼓包"还是很明显，后来我让她回家再接着练习几个动作，此后也没有再来复诊。这个"鼓包"在军人中很少出现，良好的姿态可以避免这些日积月累的损伤。

8. 大椎（GV 14）

【定位】后正中线上，第 7 颈椎棘突下凹陷中（见图 2-71）。

【主治】①热病，疟疾；②恶寒发热，咳嗽，气喘，骨蒸潮热，胸痛；③癫狂病，小儿惊风；④项强，脊痛；⑤风疹，痤疮。

【体会】向上斜刺 0.5 ~ 1 寸。大椎是个很著名的穴位，武侠小说中也经常出现。大椎最常用的功能就是退热，感冒发热时大椎大多有发凉的感觉，可以通过拔火罐去寒气。如果发热明显，可以在大椎穴点刺放血拔罐。大椎是"诸阳会"，是颈椎和胸椎交界的地方，治疗颈椎病最常使用到它。大椎穴相比较其他颈椎来说，更加稳定，不容易发生关节紊乱，但是一旦出现了就很难让其复位。大学时候有段时间，我的颈椎就出了问题，大椎那个地方始终不舒服，同学帮我摸了摸，说是大椎歪了，但是就是扳不回去，我又找了好几个专家看，还是没有扳正，后来只能每天按一按，过了一个多月才好。大椎还是治疗癫狂病和小儿惊风必选的穴位，如果发作，可以使劲按压大椎。像痤疮、荨麻疹等皮肤病，都认为是肺胃有热，也可以在大椎处刺络放血。

9. 哑门（GV 15）

【定位】正坐，头微前倾，后正中线上，入发际上 0.5 寸（见图 2-72）。

【主治】①暴喑，舌缓不语；②中风，癫狂病，癔症；③头重，头痛，颈项强急。

【体会】正坐位，头微前倾，项部放松，向下颌方向缓慢刺入 0.5 ~ 1 寸；不可向上深刺，以免刺入枕骨大孔，伤及延髓。哑门和风府的刺法一样，可是对于像我们这样科班出身的人，没有人手把手教怎么扎的，很少有人会去碰这两个穴位。曾经有人在业界推广用哑门穴来治疗聋哑病人，据说效果明显，但是出事的也不少，所以这两个穴位轻易不要用。

10. 风府（GV 16）

【定位】正坐，头微前倾，后正中线上，入发际上 1 寸（见图 2-72）。

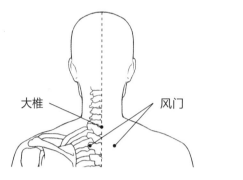

图 2-71 大椎穴位置示意图

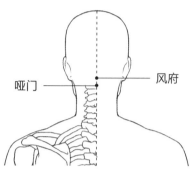

图 2-72 哑门穴、风府穴位置示意图

【主治】①中风，癫狂痫，癔症；②眩晕，头痛，颈项强痛；③咽喉肿痛，失音，目痛，鼻衄。

【体会】正坐位，头微前倾，项部放松，向下颌方向缓慢刺入 0.5～1 寸；不可向上深刺，以免刺入枕骨大孔，伤及延髓。相比较哑门穴，风府穴的治疗范围更广，因为，很多经脉是从风府穴进入颅内的，而邪气也有可能从风府穴入脑。"风府"顾名思义，风邪之所聚，所以外感风邪引起头痛的，除了扎风池外，还可以用风府穴。针刺风府穴应该斜向下刺，成年人刺入 1 寸之内一般问题不大。当然我还是很谨慎，一般不是没有其他办法的情况下，不会取风府穴。

11. 百会（GV 20）

【定位】后发际正中直上 7 寸，或当头部正中线与两耳尖连线的交点处（见图 2-73）。

【主治】①中风，痴呆，癫狂痫，癔症，瘛疭；②头风，头痛，眩晕，耳鸣；③惊悸，失眠，健忘；④脱肛，阴挺，腹泻。

【体会】平刺 0.5～0.8 寸；升阳举陷可用灸法。百会穴估计大家都听说了，它是人体最高点，气功学上要求站桩或者打坐时"虚灵顶劲"，这"顶"字就是用在百会穴上，让百会穴向上顶起来，这样，整个人是放松的，但又不懈怠。好多人初期打坐时，坐着坐着就打瞌睡了，那就是因为腰也塌下去了，百会穴也没有顶起来，人就松懈了。所以无论打坐还是站桩，都需要时时提醒自己，感知自己的姿势，及时纠正和调整。我经常用百会穴来治疗阿尔茨海默病、失眠、健忘，一般是和与它相邻的四神聪穴交替使用，这是必取的穴位，可以提神醒脑、开窍醒神。还有百会穴可以升举阳气，用于治疗脱肛腹泻、子宫脱垂等，作用类似于中药当中的补中益气丸，不过多数是用艾灸的方法。由于头顶有头发，艾灸不是特别方便，我也经常用针刺，疗效尚可。

12. 上星（GV 23）

【定位】囟会穴前1寸，或额前部发际正中直上1寸（见图2-74）。

【主治】①头痛，目痛，鼻渊，鼻衄；②热病，疟疾；③癫狂。

【体会】平刺0.5 ~ 0.8寸。上星穴我一般只用来治疗头痛和鼻炎，而头痛也是局部取穴，治疗前额痛和巅顶痛，不用于偏头痛。治疗鼻炎时和通天穴交替使用。过敏性鼻炎是个很难治疗的疾病，而现在空气环境比较恶劣，这类病人数量急剧增多，我习惯的取穴是迎香、上迎香、通天和上星，以这4个穴位为主穴。一般扎上后很快鼻子就通气了，但是想要以后都不犯，还要加上中药、三伏贴等进行整体治疗。曾经治疗一个本院同事的孩子，13岁就诊时已经得了过敏性鼻炎好几年了，每次季节交替时都会发作，每天要用掉一盒纸巾。通过我的针灸、中药治疗，一周就好了，然后让他每年贴三伏贴，第二年症状明显减轻，第三年就没有再发作。现在孩子已经长大了，在美国一所大学攻读硕士，他依然还记得我这个十年前给他治鼻炎的医生。

13. 印堂（GV 29）

【定位】在额部，当两眉头的中间（见图2-75）。

【主治】头痛，眩晕，鼻衄，鼻渊，小儿惊风，失眠。

【体会】提捏局部皮肤，平刺0.3~0.5寸，或用三棱针点刺出血，可灸。印堂穴在有的书上认为它是"上丹田"，针刺时平刺或向下，常用于治疗头痛，尤其是前额痛，以及鼻窦炎引起的头痛。我经常用它治疗失眠，这还是上大学时候针灸治疗学的老师教给我们的，针刺得气后，快速捻转，让针下的位置有一种沉紧感，让患者整个前额有一种沉重感。这种治法我在临床上已用二十年，效果都非常好。

14. 水沟（GV 26）（人中 Rénzhōng）

【定位】在人中沟的上1/3与下2/3交界处（见图2-76）。

【主治】①昏迷，晕厥，中风，中暑，癔症，癫狂病，急慢惊风；②鼻塞，鼻衄，面肿，口歪，齿痛，牙关紧闭；③闪挫腰痛。

【体会】向上斜刺0.3 ~ 0.5寸，强刺激，或用指甲掐按。为急救要穴之一。水沟又叫人中，这是个家喻户晓的穴位，哪怕是不识字的老太太都知道。晕倒掐人中，中暑掐人中，昏迷掐人中，癫痫掐人中，只要是意识不清都可以掐人中。那么掐人中的目的是什么呢？

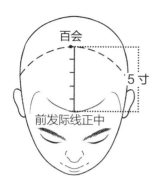

图 2-73 百会穴位置示意图

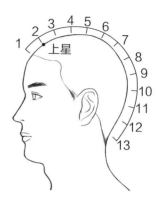

图 2-74 上星穴位置示意图

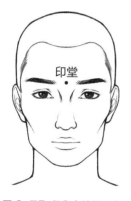

图 2-75 印堂穴位置示意图

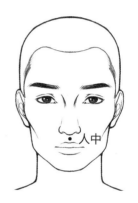

图 2-76 人中穴位置示意图

目的是让患者能够尽快恢复意识，因为人中的刺激量很大，也就是掐上去很痛，由于"痛"患者有反应而苏醒。所以人中虽然是急救要穴，但并不是所有的急救都可以使用的。比如心肌梗死，患者脸色煞白，心前区痛得受不了，都要晕过去了，这个时候不应该再给他掐人中进行疼痛刺激，而应该掐内关，增加冠状动脉供血，减轻心脏耗氧。

（二）任脉（Ren Meridian，CV）

【经脉循行】

【原文】

《素问·骨空论》："任脉者，起于中极之下，以上毛际，循腹里，上关元，至咽喉，上颐，循面，入目。"

任脉起于小腹内，下出会阴部，向前上行于阴毛部，在腹内沿前正中线上行，经关元

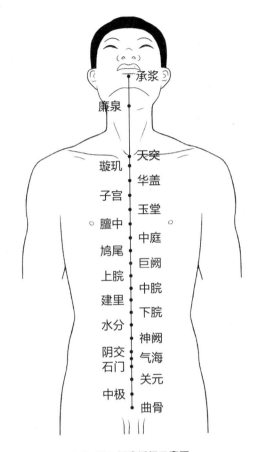

图 2-77 任脉循行示意图

等穴至咽喉部，再上行环绕口唇，经过面部，进入目眶下，联系于目（见图 2-77）。

【**主治概要**】

本经腧穴主治小腹、脐腹、胃脘、胸、颈、咽喉、头面等局部病症和相应的内脏病症，部分腧穴有强身健体作用，也可治疗神志病。

【**本经腧穴**】

1. 会阴（CV 1）

【定位】男性在阴囊根部与肛门连线的中点处；女性在大阴唇后联合与肛门连线的中点处（见图 2-78）。

【主治】①溺水窒息，昏迷，癫狂痫；②小便不利，遗尿，阴痛，阴痒，脱肛，阴挺，痔疮；③遗精，月经不调。

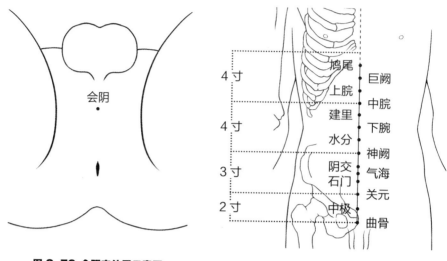

图 2-78 会阴穴位置示意图　　　　**图 2-79 任脉腹部穴位示意图**

【体会】直刺 0.5 ~ 1 寸。孕妇慎用。会阴穴在气功里是很重要的穴位，但是由于位置的原因，针刺取穴时我从来没有用过它。倒是现在我们科里有一种灸凳，人坐上去，就可以灸会阴穴，我们一般用它来治疗前列腺炎、小便障碍等。

2. 中极（CV 3）膀胱募穴

【定位】前正中线上，脐下 4 寸（见图 2-79）。

【主治】①遗尿，小便不利，癃闭；②遗精，阳痿，不育；③月经不调，崩漏，阴挺，阴痒，不孕，产后恶露不止，带下。

【体会】直刺 1 ~ 1.5 寸。孕妇慎用。中极是膀胱经的募穴，主治泌尿生殖系统疾病，临床应用极其广泛。中极刺法有两种，一种是直刺，一种是斜向下方刺。在治疗月经病、盆腔炎的时候，一般是直刺，而治疗泌尿系统疾病的时候是斜刺，遗精、阳痿、不育也是斜刺。斜刺针尖向下，要求针感能够直通尿道。治疗尿潴留的时候，患者膀胱充盈，憋胀感很明显时，一定要注意不要过于深刺，因为刺入过深容易刺破膀胱，但是这种概率很小，因为膀胱壁还是很厚的，只有在极度充盈的时候，才会出现这种情况。

3. 关元（CV 4）小肠募穴

【定位】前正中线上，脐下 3 寸（见图 2-79）。

【主治】①中风脱证，虚劳冷惫；②少腹疼痛，腹泻，痢疾，脱肛，疝气；③五淋，便血，尿血，尿闭，尿频；④遗精，阳痿，早泄，白浊；⑤月经不调，痛经，闭经，崩漏，带下，阴挺，恶露不尽，胞衣不下。

【体会】直刺 1 ~ 1.5 寸。多用灸法。孕妇慎用。关元穴又称"下丹田"，是治疗脱证虚劳的要穴。灸关元可以大补元气，除了肾阴虚明显的人，其他体质虚弱的人都可以使用。灸关元也可以补脾气，用于治疗腹泻脱肛；可以固肾气，用于治疗遗精早泄；可以驱宫寒，用于治疗痛经、闭经。所以不是说只有阳气虚的人才可以用，只要阴虚不是很明显，都可以灸关元保健。大家没法判断的时候，可以先尝试艾灸，如果没有上火，就可以用。丹田气足，人的精神才健旺。针刺时以直刺为主，如果是治疗泌尿系统疾病，如中极穴刺法。

4. 石门（CV 5） 三焦募穴

【定位】前正中线上，脐下 2 寸（见图 2-79）。

【主治】①腹胀，腹泻，痢疾，绕脐疼痛；②奔豚，疝气，水肿，小便不利；③遗精，阳痿；④闭经，带下，崩漏，产后恶露不止。

【体会】直刺 1 ~ 1.5 寸。孕妇慎用。石门穴用得比较少，因为补肾大多是用气海、关元。如果是泌尿系统疾病就用中极，但是石门是三焦经的募穴，可以用于一些气血、水液代谢障碍的疾病，比如腹胀、大小便不通、闭经等。

5. 气海（CV 6） 肓之原穴

【定位】前正中线上，脐下 1.5 寸（见图 2-79）。

【主治】①虚脱，形体羸瘦，脏气衰惫，乏力；②水谷不化，绕脐疼痛，腹泻，痢疾，便秘；③小便不利，遗尿；④遗精，阳痿，疝气；⑤月经不调，痛经，闭经，崩漏，带下，阴挺，产后恶露不止，胞衣不下；⑥水肿，气喘。

【体会】直刺 1 ~ 1.5 寸。多用灸法。孕妇慎用。在任脉脐下这几个穴位中，气海和关元是偏重于补益的，其他穴位偏于泻法，气海顾名思义是阳气之海，主要用于脏气衰惫、乏力等气虚证，所以也多用灸法。还可以用于治疗泌尿生殖疾病及腹部疾病。和关元比较而言，关元作用力偏于肾气，或者和肾精密切相关，主要为先天之本。而气海穴无论肾气、脾气还是肺气都与其有关系，为一身之气所系，可以用于治疗水肿和气短。灸气海补的是气，灸关元补的是肾。

6. 神阙（CV 8）

【定位】脐窝中央（见图 2-79）。

【主治】①阳气暴脱，形寒神惫，尸厥，风病；②腹痛，腹胀，腹泻，痢疾，便秘，脱肛；③水肿，鼓胀，小便不利。

【体会】一般不针刺，多用艾炷隔盐灸法。神阙这个穴位大家都知道，就在肚脐上，肚脐不容易清洁，所以一般是不扎针的，多用艾炷隔物灸。我自己也尝试过隔姜灸。把生姜片扎上很多眼，把艾绒捏成炷状或者直接将艾条剪成炷状，放在姜片上，用香点燃，让它缓慢燃烧到局部疼痛时挪开。神阙穴也可以用来按摩，多是用手掌面来按揉，治疗腹胀腹痛。中学时候，我一直被我的脾胃病所困扰，所以当时养成一个习惯，饭后或者临睡前顺时针、逆时针按揉神阙穴，能起到一定的保健作用。

7. 下脘（CV 10）

【定位】前正中线上，脐上2寸（见图2-79）。

【主治】①腹痛，腹胀，腹泻，呕吐，食谷不化；②小儿疳疾，痞块。

【体会】直刺1~1.5寸。上、中、下脘穴都是治疗消化系统疾病的穴位，其中中脘最为常用，上脘用得最少。其实用下脘还是用上脘穴主要取决于腹胀腹痛的位置，靠上就取上脘，靠下就取下脘。

8. 中脘（CV 12） 胃之募穴；八会穴之腑会

【定位】前正中线上，脐上4寸。或脐与胸剑联合连线的中点处（见图2-79）。

【主治】①胃痛，腹胀，纳呆，呕吐，吞酸，呃逆，疳疾，黄疸；②癫狂痫，脏躁，尸厥，失眠，惊悸，哮喘。

【体会】直刺1~1.5寸。上面说了，中脘最常用，因为它是胃之募穴、八会穴之腑会。所以一切与脾胃有关的疾病都可以用中脘，而脾胃为后天之本、气血生化之源，实际上很多疾病都或多或少与其相关。而如果是因为要调理脾胃来协助其他脏腑气血的恢复时，我们是不会取上脘和下脘的，只会去取中脘。因为中脘才是调理脾胃最重要的穴位，它的作用类似于足三里。久病不愈，我们会去调理脾胃。比如面瘫日久，超过三个月没好，我就会加上中脘、气海、足三里、三阴交。中脘穴也可以用艾灸，我自己就尝试过，深刻体会到了脾主水液代谢的作用。按理来说，艾灸是补阳气的，灸完容易口渴，需要喝水，我艾灸中脘穴，往往灸的时候满口生津，因为我是一个脾虚有湿的体质，灸中脘补脾气，让水液四散布达，所以口舌生津。

9. 上脘（CV 13）

【定位】前正中线上，脐上5寸（见图2-79）。

【主治】①胃痛，呕吐，呃逆，腹胀；②癫痫。

【体会】直刺 1 ~ 1.5 寸。刚才说了上脘用得相对较少，但它除了治脾胃病以外，还用于治疗癫痫。这里所指的癫痫，多数是"慢惊风"，和脾虚有关。胃和十二指肠溃疡和炎症引起的疼痛都位于上腹部，所以实际上上脘穴使用的频率还是很高的。

10. 巨阙（CV14） 心之募穴

【定位】前正中线上，脐上 6 寸。或胸剑联合下 2 寸（见图 2-79）。

【主治】①癫狂痫；②胸痛，心悸；③呕吐，吞酸。

【体会】向下斜刺 0.5 ~ 1 寸。不可深刺，以免伤及肝脏。巨阙是心之募穴，但是我从来没有用它来治疗过心脏病。需要注意的是，在巨阙穴所在的位置出现疼痛时，一定要分辨是不是心脏病。曾经有个同事跟我说他在原来的单位刚上班不久，就碰到科室出了件大事，患者在扎完针后，觉得"心口窝"，也就是巨阙附近疼痛不适，医生没有及时处理，过了十几分钟患者就不行了，最后认为是因为心肌梗死猝死了。虽然不是扎针引起的，但是在诊室就诊时发生的事，病人家属可就不理解了，闹了很长时间。所以其实医生都要"战战兢兢、如履薄冰"，啥事都要提高警惕，往最坏里想，最大可能地规避风险。

11. 鸠尾（CV15） 任脉络穴；膏之原穴

【定位】前正中线上，脐上 7 寸。或剑突下，胸剑联合下 1 寸（见图 2-79）。

【主治】①癫狂痫；②胸满，咳喘；③皮肤痛或瘙痒。

【体会】向下斜刺 0.5 ~ 1 寸。鸠尾是任脉络穴和膏之原穴，我一般用它治疗胃痛或者十二指肠溃疡疼痛。鸠尾和巨阙下面都是肝脏，所以轻易不要深刺。其实我对鸠尾穴的体验主要来自气功。初三时候我得了上消化道出血，此后经常剑突下疼痛，尤其是饥饿的时候，吃了很多药病情都是时好时坏，吃了就好点，不吃就犯。那时候我念大学的姐姐给我带回来一本气功集锦之类的书，我就自己照着书瞎练，先吸气入体，呼气时感觉有一股热流沿任脉往下，最后停在下丹田，也就是关元穴。刚开始练时，气息短，到不了下丹田，就在鸠尾和巨阙附近，只要一出现剑突下痛，我就练一练，把气息引导到疼痛的部位，感觉局部暖洋洋的，一会儿疼痛就消失了。后来，我每天都练，就这样坚持了一年多，胃溃疡就慢慢好了。

12. 膻中（CV 17） 心包募穴；八会穴之气会

【定位】前正中线上，平第 4 肋间隙。或两乳头连线与前正中线的交点处（见图

2-80）。

【主治】①咳嗽，气喘，胸闷，心痛，噎嗝，呃逆；②产后乳少，乳痈。

【体会】平刺0.3～0.5寸。膻中在气功里是一个大穴，中丹田，又是心包募穴，八会穴之气会，所以是气所聚之处。临床应用上主要是用于宽胸顺气，治疗咳嗽、气喘、胸闷，也可以用于治疗乳腺结节等病。由于它在两乳之间，对于女性取穴不方便，所以用得比较少。我主要用它来治疗抑郁症，可以起到开胸顺气的作用。

13. 天突（CV 22）

【定位】胸骨上窝正中（见图2-81）。

【主治】①咳嗽，哮喘，胸痛，咽喉肿痛；②暴瘖，瘿气，梅核气，噎嗝。

【体会】先直刺0.2～0.3寸，然后将针尖向下，紧靠胸骨柄后方刺入1～1.5寸。必须严格掌握针刺的角度和深度，以防刺伤肺和有关的动、静脉。天突穴在治疗咳嗽、哮喘中用得非常多，但是天突的风险也很大。我一般都不按教材上写的先直刺0.2～0.3寸，然后在胸骨柄后方向下刺，我一般就向下斜刺0.3~0.5寸左右，同样可以取得疗效。对于咳嗽咽痒严重的患者，我最常用的是在环状软骨上找一个阿是穴，可以用指甲去刮它，沿着环状软骨间隙刮，让它有明显的酸胀感，甚至可以向上下方放射。如果酸胀感觉不强烈，就可以用针刺，快速捻转得气后不留针，效果奇佳。

14. 廉泉（CV 23）

【定位】微仰头，在喉结上方，当舌骨体上缘的中点处（见图2-81）。

【主治】①舌强不语，暴瘖，喉痹，吞咽困难；②舌缓流涎，舌下肿痛，口舌生疮。

【体会】向舌根斜刺0.5～0.8寸。廉泉穴很重要，我最常用它治疗的是吞咽障碍，记得有一次我在答辩的时候说："吞咽障碍是针灸的治疗强项，无论是哪种疾病引起的吞咽障碍，无论患者胃管插了多久，只要他意识清楚，能够配合治疗，我们就有信心把他的胃管拔掉。"我们科病房收的吞咽障碍病人，只要是符合上述条件的，都把胃管拔掉了，患者最终能够自己饮食了，我们用的主穴就是廉泉和夹廉泉。同样，对于言语不清、构音障碍的患者也是针刺这两个穴位，效果也很好。去年上半年我还治疗了一个声带麻痹的患者，当地医院喉镜检查发现，声带在中间位固定，一动不动。医生说，你估计这辈子很难发声了，后来经她的亲戚推荐来北京找我治疗，针灸十几次以后就痊愈了，我扎的也主要是廉泉穴。廉泉还可以用来治疗舌后坠，舌后坠的患者平躺着睡觉会出现明显的打呼噜症

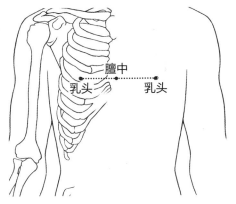

图 2-80 膻中穴位置示意图

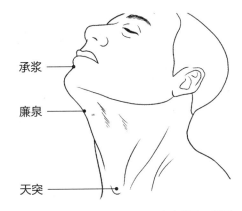

图 2-81 承浆穴、廉泉穴、天突穴位置示意图

状，所以针刺或者按摩廉泉穴还可以治疗呼吸暂停综合征，平时爱打呼噜的朋友不妨自己试试天天按摩廉泉穴，看有多大的效果。

15. 承浆（CV 24）

【定位】颏唇沟的正中凹陷处（见图 2-81）。

【主治】①口歪，齿龈肿痛，流涎；②暴瘖，癫狂。

【体会】斜刺 0.3 ~ 0.5 寸。承浆穴是任脉的最后一个穴位，从此处就要与督脉相交会，在气功学上是很重要的一个穴位。从针灸上来说，这个穴位下有面神经的下颌支及颏神经分支，所以主要适用于面瘫的治疗。一般来说，我习惯于用经外奇穴"夹承浆"来治疗下唇歪斜，但是，当面瘫超过三个月后，下嘴唇仍不能恢复正常时，我会通过调整承浆穴提高疗效。

（三）冲脉（Chong Meridian）

【经脉循行】

【原文】

《灵枢·逆顺肥瘦》："夫冲脉者，五脏六腑之海也，五脏六腑皆禀焉。其上者，出于颃颡，渗诸阳，灌诸精；其下者，注少阴之大络，出于气街，循阴股内廉，入腘中，伏行骭骨内，下至内踝之后属而别。其下者，并于少阴之经，渗三阴；伏于出跗属，下循跗，入大指间。"

冲脉起于小腹内，下出于会阴部，向上行于脊柱内；其外行者经气冲与足少阴经交会，沿着腹部两侧，上行至胸中而散，并上达咽喉，环绕口唇；向下的一支，注入足少阴经，从气冲部分出，沿大腿内侧下行进入腘窝中，下行于小腿深部胫骨内侧，到足内踝后的跟骨上缘分出两支，与足少阴经并行；其中向前行的一支，从内踝后的深部跟骨上缘处分出，沿着足背进入大趾间（见图 2-82）。

【交会腧穴】

会阴、阴交（任脉）、气冲（足阳明胃经）、横骨、大赫、气穴、四满、中注（足少阴经）、肓俞、商曲、石关、阴都、腹通谷、幽门（足少阴肾经）。

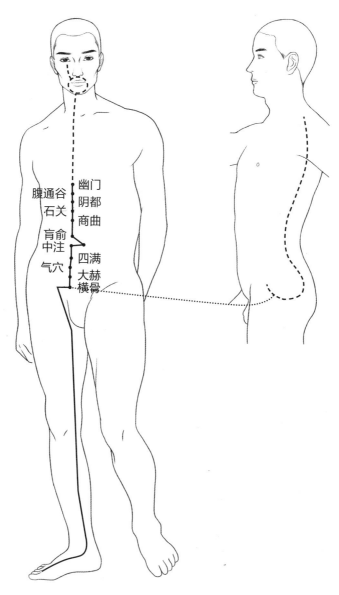

图 2-82 冲脉循行示意图

【主治病症】

腹部气逆而拘急。

【体会】 冲脉从小腹出来，一支沿脊柱内往上走，一支和肾经交会往上走，到胸口、到咽喉，往下走也是和肾经并行。去年八月份，我们大学同学毕业二十年聚会，大家一起谈人生境遇，交流治病感受。一个同学就说了他在大学里给一个亲戚针灸，扎的阴交穴，患者觉得有两股气流就从针灸穴位分出，沿大腿内侧缓慢下行到小腿内侧，一直到内踝。和冲脉的走行路线一模一样，然后又从下往上一直走到咽喉，而且患者的感觉就是原来的腹胀气短憋闷豁然开朗。阴交穴是冲脉穴和任脉的交会穴，而冲脉的症候就是腹部气逆而拘急。这个同学大学毕业后就做了骨科医生，后来还去法国留学，回国后从事创伤骨科的工作，一直都没有再从事针灸工作，但是他说就那一次，那全神贯注的一针，让他从此确信经络一定是真实存在的。

（四）带脉（Dai Meridian）

【经脉循行】

【原文】

《难经·第二十七难》："带脉者，起于季胁，回身一周。"

带脉起于季胁部的下面，斜向下行到带脉、五枢、维道穴，横行绕身一周（见图2-83）。

【交会腧穴】

带脉、五枢、维道（均属足少阳胆经）。

【主要病症】

腹满，腰部觉冷如坐水中。

【体会】 其他十二正经和奇经八脉都是直着走行的，唯有带脉这条经络是横行绕身一周。五枢、维道穴我很少用，用的时候也都是因为局部病症。但是带脉我经常使用，主要用于利湿。我认为，无论是腹满，还是腰部觉冷如坐水中，都是湿气的一种表现，而临床上湿气重的人很多。比如肥胖症、高脂血症，都可以用带脉来治疗。

（五）阴维脉（Yinwei Meridian）

【经脉循行】

【原文】

《素问·刺腰痛论》："刺飞阳之脉，在内踝上五寸，少阴之前，与阴维之会。"《难

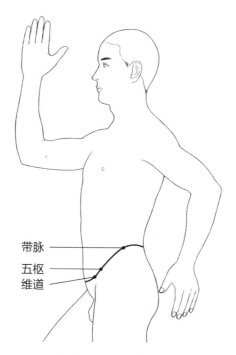

图 2-83 带脉循行示意图

经·二十八难》："阴维，起于诸阴交也。"

阴维脉起始于小腿部的内侧方，经过大腿的内侧，向上循行到腹部，交会于足太阴经，再经胸部，在颈部与任脉相交会（见图 2-84）。

【**主要病症**】

心痛、忧郁。

【**交会腧穴**】

筑宾（足少阴肾经）、府舍、大横、腹哀（足太阴脾经）、期门（足厥阴肝经）、天突、廉泉（任脉）。

【**体会**】在这些交会穴中，阴维脉中肯定是以筑宾穴为代表，但是我对筑宾穴没有什么研究，倒是觉得应用期门治疗心痛、抑郁效果不错。去年年初，很多事情纠结在一起，我老觉得胸闷、心前区疼痛，自己心里也害怕别有什么事，做了肺 CT、冠状动脉 CT，检查结果没发现什么大事，做了心理测试是严重抑郁、中重度焦虑。心理科的医生让我吃药，我也没吃，自己调整心情，每天都坚持按摩各个关节穴位，其中就有擦期门穴，最后慢慢就好了。

（六）阳维脉（Yangwei Meridian）

【经脉循行】

【原文】

《素问·刺腰痛论》："阳维之脉，脉与太阳合腨下间，去地一尺所。"《难经·二十八难》："阳维起于诸阳会也。"

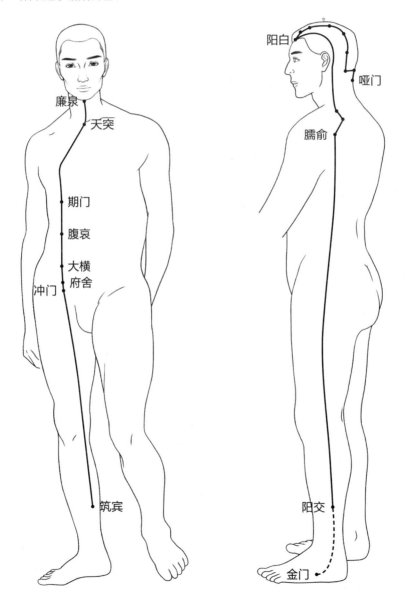

图 2-84 阴维脉循行示意图　　　　**图 2-85 阳维脉循行示意图**

阳维脉起始于足跟部的外侧，上行经外踝，循足少阳经行走至髋关节处，沿胁肋的后侧方，经腋窝后部上达肩部，直到前额处，随后转到后项部，与督脉交会（见图2-85）。

【交会腧穴】

金门（足太阳膀胱经）、阳交（足少阳胆经）、臑俞（手太阳小肠经）、天髎（手少阳三焦经）、肩井（足少阳胆经）、头维（足阳明胃经）、本神、阳白、头临泣、目窗、正营、承灵、脑空、风池（足少阳胆经）、风府、哑门（督脉）。

【主要病症】

恶寒发热，腰痛。

【体会】 足太阳膀胱经的金门穴是阳维脉的代表穴位，所以能够通过金门穴治疗恶寒发热、腰痛，这都是膀胱经的病症。其实，更常用于治疗恶寒发热的还有肩井穴、风池穴、风府穴，这是外邪最容易侵犯的位置。它们所属的胆经和督脉其实都不治疗恶寒发热，而是通过阳维脉来治疗。

（七）阴跷脉（Yinqiao Meridian）

【经脉循行】

【原文】

《灵枢·脉度》："（阴）跷脉者，上阴之别，起于然骨之后，上内踝之上，直上循阴股；入阴，上循胸里，入缺盆；上出人迎之前，入頄，属目内眦。合于太阳、阳跷而上行。"《难经·二十八难》："阴跷脉者，亦起于跟中，循内踝上行，至咽喉，交贯冲脉。"

阴跷脉起始于足舟骨的后侧，向上经内踝的上方，直接循大腿的内侧部走行，再经阴部及胸部的内侧，直至锁骨上窝缺盆部，向上经过人迎的前方，沿颧骨部，到达目内眦，交会于足太阳膀胱经与阳跷脉。（见图2-86）。

【交会腧穴】

照海、交信（足少阴肾经）、睛明（足太阳膀胱经）。

【主要病症】

多眠，癃闭。

【体会】照海是阴跷脉的代表穴位，但是像睡觉多这样的疾病我真的很少遇到，也没有治过。癃闭倒是很常见的疾病，针灸照海穴效果很好，但是没有用照海穴单独来治疗的，大多是用腹部和腰部的穴位为主穴。我用照海主要还是治疗癫痫和咽痛。

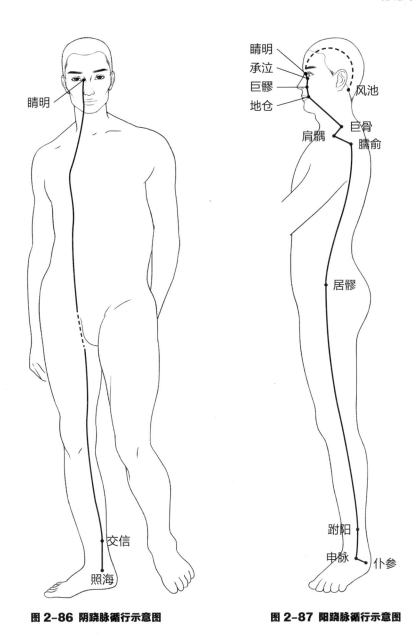

图 2-86 阴跷脉循行示意图　　　　　图 2-87 阳跷脉循行示意图

（八）阳跷脉（Yangqiao Meridian）

【经脉循行】

【原文】

《灵枢·寒热病》："足太阳有通项入于脑者正属目本，名曰眼系……在项中两筋间，入脑乃别阴跷，阳跷，阴阳相交……交于目内眦。"《难经·二十八难》："阳跷脉者，起于跟中，循外踝上行入风池。"

阳跷脉起始于足跟部的外侧方，沿外踝部向上到腓骨的后缘，经大腿外侧，过胁肋，到达肩部，再经过颈部向上挟口角部，进入到目内眦，交会于阴跷脉，然后循足太阳经到前额部，在风池处与足少阳经交会。（见图2-87）

【交会腧穴】

申脉、仆参、跗阳（足太阳膀胱经）、居髎（足少阳胆经）、臑俞（手太阳小肠经）、肩髃、巨骨（手阳明大肠经）、天髎（手少阳三焦经）、地仓、巨髎、承泣（足阳明胃经）、睛明（足太阳膀胱经）。

【主要病症】

不眠，目痛从内眦始。

【体会】 申脉是阳跷脉的代表穴位，但是好像这些交会穴中治疗不眠的真的不常用，我们用申脉治疗癫痫为多，和照海相对，申脉主要用于治疗白天发作的癫痫，照海用于治疗晚上发作的癫痫。

三、 常用奇穴

常用奇穴（Extra points, EX）按部位分述如下。

（一）头颈部穴（Points of Head and Neck, EX-HN）

1. 四神聪（EX-HN1）

【定位】 在顶部，当百会前后左右各 1 寸，共 4 穴（见图 2-88）。

【主治】 ①头痛，眩晕，失眠，健忘，癫痫；②目疾。

【体会】 平刺 0.5~0.8 寸。四神聪虽然很多书上说可以用艾灸，但是我很少用，不仅是因为有头发不方便，还因为"头为诸阳之会"，是阳气聚集之处，再用艾灸容易上火。大家可能说那百会穴为什么可以灸呢？那是因为它们主治不一样。四神聪主要用于治疗头疼眩晕、失眠健忘。从它的名字就可以判断这是个健脑醒神的穴位，而百会穴有升提阳气的作用，这是四神聪所不具备的。发挥开窍醒神的作用的时候，百会穴和四神聪可以同时应用，也可以交替使用，两者作用相似。

2. 太阳（EX-HN5）

【定位】 在颞部，当眉梢与目外眦之间，向后约一横指的凹陷处（见图 2-89）。

【主治】 ①头痛；②目疾；③面瘫。

【体会】 直刺或斜刺 0.3~0.5 寸，或点刺出血。可灸。太阳穴大家应该都知道，或许大家也没有想到，这么著名的穴位居然不是在十四经上，属于经外奇穴。看武侠小说时，经常会提到"太阳穴高高隆起"，说明这是个"内家高手"，不知道大家平时注意到没有，

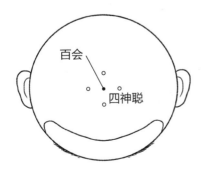

图 2-88 四神聪穴位置示意图

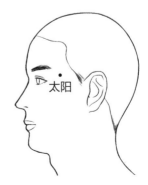

图 2-89 太阳穴位置示意图

太阳穴高高隆起的人很少，但是太阳穴凹陷下去的人不少，这样面容的人眼角容易往下耷拉，显得不美观，而且看上去不阳光。有的人很在意，会去整形科做填充。这也是一个精气神衰老的表现，如果积极锻炼，营养均衡，太阳穴就不会凹陷下去。太阳穴是颅骨比较脆弱的地方，武术中有"双风贯耳"这个招式，击打的就是太阳穴，容易造成颅骨骨折。太阳穴是治疗偏头痛的要穴，也是治疗抑郁失眠的常用穴位。很多电影就有这个动作，演员一烦躁不安了，就揉太阳，或者书上经常有这样的描述："太阳穴处的血管怦怦直跳。"遇到这样的时候，在太阳穴处针刺和放血都可以缓解头疼和紧张情绪。

3. 耳尖（EX-HN6）

【定位】在耳郭的上方，当折耳向前，耳郭上方的尖端处（见图 2-90）。

【主治】①目疾；②头痛；③咽喉肿痛。

【体会】直刺 0.1~0.2 寸。可灸。有一天，我正开车和同学一起去拜访一个奥地利来的教授，是我们导师的朋友。在路上手机响了，我一看是我们医院一个朋友，就让同学接了，她说她孩子得了睑腺炎，比前一天肿得更加严重了，问我耳尖在哪里。耳尖是耳穴中非常常用的穴位，甚至于连她这个非医学专业的人都知道能用耳尖干什么。我用耳尖从来就是放血，没有针刺和艾灸，能治疗一切上火的病症。最多见的就是睑腺炎、咽痛咳嗽、口腔溃疡、头痛、高血压、痤疮、失眠等，效果很好。2013 年我随船出海，在海上漂了 5 个月，有的人就得了高血压，我就是通过贴耳穴、耳尖放血来治疗的，大部分人都恢复正常了。

4. 球后（EX-HN7）

【定位】在面部，当眶下缘外 1/4 与内 3/4 交界处（见图 2-91）。

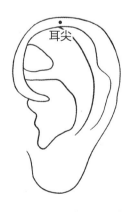

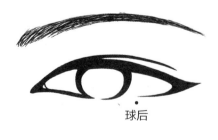

图 2-90 耳尖穴位置示意图　　　　　**图 2-91 球后穴位置示意图**

【主治】目疾。

【体会】轻压眼球向上，向眶缘缓慢直刺 0.5~1.5 寸，不提插。球后在眼轮匝肌中，深部为眼肌。进入眶内可刺及眶下神经干、下直肌、下斜肌，有眼神经和动眼神经分布。球后穴在之前已经多次提到了，它和睛明、承泣是治疗眼科疾病最常用的 3 个穴位，刺法和承泣穴相似，只不过因为其靠眼眶外侧，所以针尖要略向内。球后针刺相对睛明穴要安全一些，不容易出血，不过都要注意出针后要及时按压。有一段时间，我们医院对新入职的护士有个体检，视力要求达到 0.5，这就有很多想要留下来工作的护士来找我针灸，只要是不低于 0.3 的，通过针刺后，基本上体检没有问题。我后来去别的科会诊，经常能碰上一两个护士跟我打招呼，都是原来找我扎过针治疗近视的。近视的治疗，提高容易维持难，很多小孩假性近视时来找我们治疗，家长第一句就是问能不能治好。我想说的是，如果你能严格让小孩遵守用眼卫生，就能好，但是实际上都做不到，改变生活学习习惯，何其难哉。

5. 上迎香（EX-HN8）

【定位】在面部，当鼻翼软骨与鼻甲的交界处，近鼻唇沟上端处（见图 2-92）。

【主治】鼻炎。

【体会】向内上方平刺 0.3~0.5 寸。上迎香我觉得在治疗鼻炎上，比迎香穴效果更好，在鼻唇沟的末端沿鼻唇沟的走行方向向内上方刺，很多人当时鼻子就通了。如果还不好，尤其是嗅觉也有问题时，可以扎内迎香，就在鼻孔里面和上迎香正对之处。内迎香容易出血，也不容易止血，所以一般都是用上迎香和迎香来共同治疗鼻炎。这个穴位和迎香穴一样，平时可以通过按摩来治疗和保健，对慢性鼻炎同样有效。

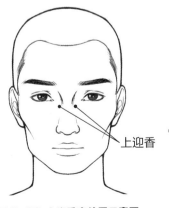

图 2-92 上迎香穴位置示意图

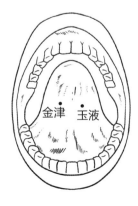

图 2-93 金津穴、玉液穴位置示意图

6. 金津、玉液（EX-HN12,EX-HN13）

【定位】在口腔内，当舌系带两侧静脉上，左为金津，右为玉液（见图2-93）。

【主治】①口疮，舌强，舌肿；②呕吐，消渴。

【体会】点刺出血。金津、玉液两个穴位，其实就是一个，它的深层有舌神经、舌下神经，但是因为只是放静脉的血，所以刺激不到神经。我用金津、玉液就是治疗舌头不灵活、活动受限，导致说话不清、吞咽困难，这在脑血管病中太多见了。尤其看到舌下两侧静脉颜色较深、迂曲粗大时，一定有淤血征象，需要点刺金津、玉液，点刺完了可以让患者自己喋吸，以便放出更多血来。如果患者舌后坠明显，不能卷起来露出金津、玉液，可以一手用纱布捏住舌头牵引出来，一手持针点刺。

7. 牵正

【定位】在面颊部，耳垂前0.5~1寸处（见图2-94）。

【主治】口喎、口疮。

【体会】向前斜刺0.5~0.8寸；可灸。牵正穴在咬肌中，浅层有耳大神经分布；深层有面神经颊支、下颌神经咬肌支和咬肌动脉分布。牵正穴顾名思义就是治疗口眼歪斜的，主要用于治疗面瘫。面瘫是表情肌瘫痪，但是大家看到牵正穴是在咬肌中，不是在表情肌上，不过深层有面神经的颊支。所以牵正穴我用灸法多，很少用电针，而且牵正最好是刺得深一点。

8. 翳明（EX-HN14）

【定位】在项部，当翳风后1寸（见图2-94）。

【主治】①头痛，眩晕，失眠；②目疾，耳鸣。

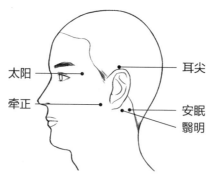

图2-94 牵正穴、翳明穴、安眠穴位置示意图

【体会】 直刺 0.5~1 寸。可灸。翳明在胸锁乳突肌上，穴区浅层有耳大神经和枕小神经分布；深层有副神经、颈神经后支和耳后动脉分布；再深层有迷走神经干、副神经干和颈内动、静脉经过。很多人颈椎不适，伴有眩晕头痛，头枕部和颈部交界处很多地方会出现压痛点，翳明就是其中一个。松解翳明穴不仅可以治疗头痛，还可以治疗眼疾和耳鸣、耳聋。我曾经治疗过一个 78 岁的老人，他患有严重的颈椎病，局部软组织僵硬疼痛，下肢无力，上肢麻木，针灸效果不好，于是我对他进行了针刀治疗。第一次松解了下颈段和肩部，患者症状有所好转。一周后，进行第二次针刀治疗松解了上颈段和头枕部，其中就包括了翳明穴，治疗完成后，患者当时就觉得困扰他几十年的耳鸣突然消失了，听力虽然还没有恢复多少，但是也有所改善。此后我教耳聋患者自己按摩保健时，都要按翳明穴。大家自己也可以试试按摩翳明穴，耳朵和眼睛都会感觉清亮很多。

9. 安眠

【定位】 在项部，当翳风穴与风池穴连线的中点（见图 2-94）。

【主治】 ①失眠，头痛，眩晕；②心悸；③癫狂。

【体会】 直刺 0.8~1.2 寸。可灸。安眠穴挨着翳明穴，治疗作用相似，顾名思义，治疗失眠为主，基本上我都会在治疗失眠时加上这个穴位。失眠是一个治疗起来很困难的疾病，有的疗效好，有的不好，受情绪干扰很大。虽然在临床上我治疗的失眠患者数以千计，但是疗效依然不是很稳定。总的来说，有长期口服镇静药物史的患者疗效较差。所以我在这里提醒读者，当自己觉得睡眠质量不好时，别急着吃药控制，可以先尝试针灸，最初的失眠症状是可以用最简单的按摩就可以治疗的，效果不好再针刺，如果还不行再考虑用药物治疗。

（二） 胸腹部穴（points of chest and Abdomen,EX-CA）

子宫（EX-CA1）

【定位】 在下腹部，当脐中下 4 寸，中极旁开 3 寸（见图 2-95）。

【主治】 ① 阴挺；②月经不调，痛经，崩漏；③不孕。

【体会】 直刺 0.8~1.2 寸。子宫穴我主要用它来治疗盆腔炎。盆腔炎这个疾病的病状范围很广泛，它会引起月经不调、痛经、不孕，所以我觉得子宫穴能够治疗上述的这些疾病实际上是通过治疗盆腔炎来达到的。对于这类患者，我们经常可以在子宫穴附近找到反应点。我曾经治疗过一个 43 岁的女性，她主要是因为慢性盆腔炎就诊，给她查体时

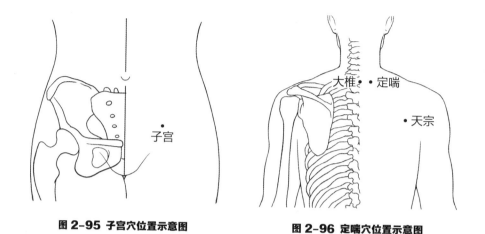

图 2-95 子宫穴位置示意图　　　　**图 2-96 定喘穴位置示意图**

可以触及子宫穴附近有明显的压痛，她也有痛经史，月经有血块，颜色发暗，我就取了子宫穴、中极、关元、血海、三阴交、太溪，治疗半个月后盆腔炎就好了。

（三）背部穴（Points of Back, EX-B）

1. 定喘（EX-B1）

【定位】在背部，当第 7 颈椎棘突下，旁开 0.5 寸（见图 2-96）。

【主治】①哮喘，咳嗽；②肩背痛，落枕。

【体会】直刺 0.5~0.8 寸。可灸。定喘穴，名如其用，就是用于治疗哮喘咳嗽的，穴位贴敷、针刺、火罐都可以应用，是一个治疗哮喘咳嗽的常用主穴。哮喘表现为发作性咳嗽、胸闷及呼吸困难。空气污染（SO_2、NO）可致支气管收缩、一过性气道反应性增高，并能增强对变应原的反应。现在空气污染严重，发生哮喘的人群比以前更多，而且哮喘治疗非常困难，一般分为急性期治疗和缓解期治疗。哮喘在急性期的时候，可以针刺定喘穴，在缓解期可以艾灸定喘穴。我曾经治疗过一个 70 多岁的老人，也是朋友介绍来的，他患哮喘已经几十年了，每到季节变化的时候都要去住院，因为他家住得远，来针灸不方便，所以我给他开了中药，先后给予麻杏石甘汤、定喘汤加减，病情逐渐得到控制，然后换成参苓白术散，配合穴位贴敷，取定喘、肺俞、脾俞、肾俞等穴位交替使用，前后治疗五个月，最后痊愈，直到患者 80 岁去世时哮喘也没有再发作。

2. 夹脊（EX-B2）

【定位】在背腰部，当第 1 胸椎至第 5 腰椎棘突下两侧，后正中线旁开 0.5 寸，一侧 17 穴，左右共 34 穴（见图 2-97）。

【主治】适用范围较广，其中上胸部的穴位治疗心肺、上肢疾病；下胸部的穴位治疗胃肠疾病；腰部的穴位治疗腰腹及下肢疾病。

【体会】直刺 0.3~0.5 寸，或用梅花针叩刺。可灸。夹脊穴又称华佗夹脊穴，相传是由华佗最先使用的。夹脊穴非常常用，很多时候我们会用夹脊穴来替代膀胱经的背俞穴，除了和同水平的背腧穴作用相同以外，夹脊穴还有其他特殊功用。首先它是治疗强直性脊柱炎的常用要穴，强直性脊柱炎的疼痛是由脊柱本身的炎症所造成的，中医理论属于骨痹，按照《黄帝内经》理论"五刺法"应该用"输刺"，夹脊穴更靠近脊柱，所以扎背俞穴不如扎夹脊穴。其次，当脊柱的棘突发生偏歪时，也就是脊柱发生小关节紊乱时，我们要通过正骨让它恢复正常，但是很多时候它不容易纠正，所以一般情况下我们都是先调整夹脊穴，让偏歪的棘突周围的肌肉、韧带恢复正常，紊乱的小关节自然会恢复正常。夹脊穴很安全，因为下方都有椎板挡着，不会把针刺入胸腔和腹腔。

3. 腰眼（EX-B7）

【定位】在腰部，当第 4 腰椎棘突下，旁开约 3.5 寸凹陷中（见图 2-97）。

【主治】① 腰痛；② 月经不调，带下；③ 虚劳。

【体会】直刺 1~1.5 寸。可灸。很多人都会说自己腰眼痛，那么腰眼在哪里呢？有人或许以为它在肾俞边上，实际上它和腰阳关处于同一水平，在背阔肌、腰方肌中。腰方肌起自第 12 肋骨下缘和第 1 至 4 腰椎横突髂嵴的后部，止于髂嵴上缘，作用为下降和固定

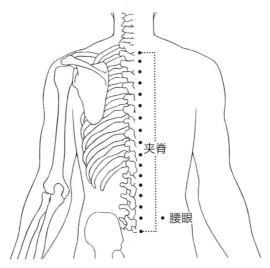

夹脊

· 腰眼

图 2-97 夹脊穴、腰眼穴位置示意图

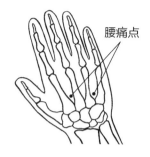

图 2-98 腰痛点穴位置示意图

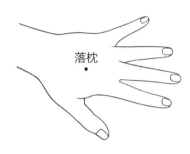

图 2-99 落枕穴位置示意图

第 12 肋，并使脊柱侧屈和后伸，受腰神经前支支配。这块肌肉很容易因劳损而引起疼痛，疼痛部位主要在腰眼附近。

（四）上肢穴（Points of Upper Extremities, EX-UE）

1. 腰痛点（EX-UE7）

【定位】在手背侧，当第 2、第 3 掌骨及第 4、第 5 掌骨之间，当腕横纹与掌指关节中点处，一侧 2 穴，左右共 4 穴（见图 2-98）。

【主治】急性腰扭伤。

【体会】由两侧向掌中斜刺 0.5~0.8 寸。可灸。腰痛点是一个通过临床反复检验的奇穴，它比后溪穴和养老穴更加常用。主要是用于治疗急性腰扭伤，对于腰部慢性劳损效果一般，不如局部取穴。

2. 落枕穴

【定位】在手背侧，当第 2、第 3 掌骨间，指掌关节后约 0.5 寸处（见图 2-99）。

【主治】①落枕，手臂痛；②胃痛。

【体会】直刺或斜刺 0.5~0.8 寸。落枕穴我用得较少，因为常用的是后溪穴，但是按摩时落枕穴更加有效，所以如果不愿意找医生扎，可以使用落枕穴，用对侧的拇指使劲掐，然后自己慢慢活动脖子。落枕的症状缓解后，关键还要休息，最简单的方法就是让患者平躺，枕头枕在颈部，头平侧向患侧，让患侧肌肉得到放松，一般睡一觉就好了。千万注意不要治疗完了就在电脑前连续工作几个小时，那会马上复发。

3. 四缝（EX-UE10）

【定位】在第 2 至第 5 指掌侧，近端指关节的中央，一手 4 穴，左右共 8 穴（见图 2-100）。

【主治】①小儿疳积；②百日咳。

【体会】点刺出血或挤出少许黄色透明黏液。四缝这个穴位我没有用过，倒是在实习的时候见别人用过。笔者曾经看过一篇文章，是个小儿外科医生写的，文中把刺四缝称为"蛮荒"的做法，"像幽魂一样危害着社会"，他冒着"被吐口水"的风险写了那篇文章，希望"受这种愚昧之伤的孩子更少一些"。整篇文章没有说他做过调查没有，做过统计过没有，这种治法是否有效，只是看见小孩治的时候哭就称之为"蛮荒"，就"痛心疾首"。我回应道："客观地说，我没用四缝穴治过病，但是看了他的文章，所写内容就是顶着科学的帽子用一种不科学的态度否定一种传承了几百年的治法，要否定请拿出统计数据来。要是这样，他就会说耳尖放血治疗睑腺炎、少商放血治疗咽痛、背俞放血治疗过敏都是不可信的，都是蛮荒，因为他不懂。"这让我们想起那部名叫《刮痧》的电影，美国警察不懂可以说是中西方文化的差异，但是这番言论出在一个中国医生的文章里，能不让人感到悲哀吗？

4. 十宣（EX-UE11）

【定位】在手十指尖端，距指甲游离缘0.1寸（指寸），左右共10穴（见图2-101）。

【主治】①昏迷；②癫痫；③高热，咽喉肿痛。

【体会】浅刺0.1~0.2寸，或点刺出血。十宣穴处有指掌侧固有神经（桡侧三个半手指由正中神经发出，尺侧一个半手指有尺神经发出）。这十个穴位刺激量很大，人的指尖是非常敏感的，所以一般用十宣穴都是没有办法时才用，我平时也很少用。有一次治疗一个高热癫痫的病人，每到夜里就发热，烧到39~40℃，然后就出现抽搐，查不到原因，也没有办法控制热势。我就和患者家属商量，反正现在没办法，就试试发作时点刺十宣吧。点刺了一次，虽然当时还是抽搐，但是第二天体温就没有那么高了，也就38℃多，而且以后再也没有出现高热和抽搐。最后患者就慢慢好了，最终出院也没有搞清楚患者得的是什么病、为什么好的。

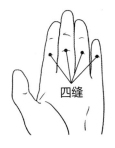

图2-100 四缝穴位置示意图

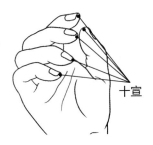

图2-101 十宣穴位置示意图

（五）下肢穴（Point of Lower Extremities, EX-LE）

1. 鹤顶（EX-LE2）

【定位】在膝上部，髌骨的中点上方凹陷处（见图2-102）。

【主治】膝痛，足胫无力，瘫痪。

【体会】直刺0.8~1寸。可灸。鹤顶在股四头肌腱和髌骨交界处，这个地方容易劳损，因为无论是蹲下还是站起来，这个地方都是受力最大的地方之一，比较容易出现骨刺。这是我治疗膝关节病经常取的穴位。膝关节病是很常见的退行性病变，自己按摩保健很重要，其中有一个很重要的动作就是刮髌骨的边缘，用虎口卡住髌骨的上缘向下推，刮髌骨的下缘，然后用虎口卡住髌骨的下缘向上推，刮鹤顶穴。这对膝关节炎很有好处。

2. 膝眼（EX-LE5）

【定位】屈膝，在髌韧带两侧凹陷处。在内侧的称内膝眼，在外侧的称外膝眼（见图2-102）。

【主治】①膝痛，腿痛；②脚气。

【体会】向膝中斜刺0.5~1寸，或透刺对侧膝眼。可灸。膝眼也是个大家都听到过的穴位，包括内、外膝眼，但是实际上外膝眼就是犊鼻穴，也是重要的骨性标志。取膝眼一定要屈膝。膝眼是最容易扎到关节腔的地方，所以针刺膝眼对治疗关节腔内的炎症作用要强于其他穴位，但是同时要注意在这里进行穴位注射，尤其是一些大分子的中药制剂，如果不确定的话，不要轻易打深了。我刚参加工作那会儿，科里经常用单位制剂当归注射液进行穴位注射治疗各种痛证，效果很好。但是就是有的时候在治疗膝关节炎时，把当归注射液打到膝关节腔里，一般情况下没事，碰到有的患者对药物过敏，关节肿痛反倒加重了。

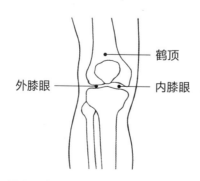

图2-102 鹤顶穴、膝眼穴位置示意图

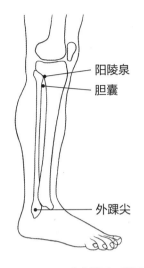

图 2-103 胆囊穴位置示意图

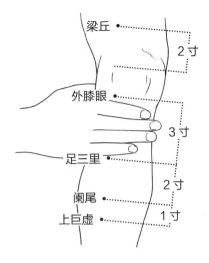

图 2-104 阑尾穴位置示意图

3. 胆囊（EX-LE6）

【定位】在小腿外侧上部，当腓骨小头前下方凹陷处（阳陵泉）直下2寸（见图2-103）。

【主治】① 急慢性胆囊炎，胆石症，胆道蛔虫症；②下肢痿痹。

【体会】直刺 1~2 寸。可灸。这个地方大家可以记住，尤其是有胆囊炎或者是胆结石的人，在这个穴位置附近找找压痛点，平时没事老按摩按摩，会有很好的治疗作用。

4. 阑尾（EX-LE7）

【定位】在小腿前侧上部，当犊鼻下5寸，胫骨前缘旁开一横指（见图2-104）。

【主治】①急慢性阑尾炎；②消化不良；③下肢痿痹。

【体会】直刺1.5~2寸。可灸。犊鼻下3寸是足三里，下6寸是上巨虚，下5寸是阑尾穴。这个穴位也是要找压痛点。急性阑尾炎就不说了，一般我们也不会去治疗。但是还有很多慢性阑尾炎，做手术有点不值当，不手术病情还挺顽固，我就曾经遇到过好几个这样的患者。治疗方法就是扎阑尾穴附近的反应点和腹部阑尾体表投影的压痛点。大家一定要谨慎，对腹部阑尾体表投影压痛点进行局部针刺一定要把握住进针的深浅，取穴离阑尾的距离很重要，不要真的扎到阑尾上，要是把阑尾扎破了，可就非手术不可了。这样的治法一般治疗一次就很有效，治疗五六次就好得差不多了。

后 记

终于又完成了一本，有些时候，真的觉得写书需要激情，需要给自己限定个时间，一口气写下去。这本书可以说写的是我最熟悉的内容，但是前后也拖了近半年。

写完了再回头看，很多不尽如人意的地方，虽然说这也是我二十年工作中对经络穴位的感悟，但是有的体会却无法用文字表达出来。有的是限于书本身的限制，比如对行针手法、推拿手法、触诊感觉等不适合在这本经络书上体现。有的是限于书的篇幅，比如像三阴交穴，很多病都可以用到它，但是我无法一一列举，只说了它的禁忌证。还有就是我本身的原因，平时懒得积累病案，到要写的时候就记不清了，举的例子不是近段时间刚治疗的患者，就是自己很早之前记忆深刻的病例。

不管怎么说，它终于写完了，完成了这件事，我的心里也安定了一些。由于军队改制，我的医路生涯也到了一个选择的时候。是继续在明窗净几的医院里看病、写文章、做课题，还是在杏花旁、草堂里勤求古训、博采众方、悬壶济世？生活和梦想啊！

不管怎么走，我还会继续在传统医学的道路上前行，而且会更加追随自己本心，年近半百，没有什么可以奢望的，只求不再挥霍自己的生命于一些无谓的东西。

与诸君共勉！

丁宇

2018 年于北京